HOMENS
Altamente Sensíveis

FÁBIO AUGUSTO CUNHA • FELIPE FRAZÃO
FERNANDO A. A. REIS • IVO VALENTE • PEDRO CAETANO
RAMON BENEVIDES • THIAGO DOS SANTOS

HOMENS
Altamente Sensíveis

Depoimentos de homens que são PAS – suas histórias, superações e masculinidades amadurecidas

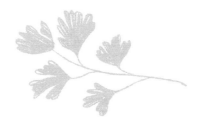

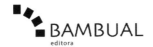

Copyright © 2024 Fábio Augusto Cunha, Felipe Frazão, Fernando A. A. Reis, Ivo Valente, Pedro Caetano, Ramon Benevides, Thiago dos Santos

Todos os direitos reservados. Nenhuma parte deste livro pode ser reimpressa ou reproduzida ou utilizada de qualquer forma ou por qualquer meio eletrônico, mecânico ou outro, agora conhecido ou inventado no futuro, incluindo fotocópia e gravação, ou em qualquer sistema de armazenamento ou recuperação de informações, sem permissão por escrito dos editores.

Coordenação Editorial
Isabel Valle

Revisão
Vinícius Trindade

Capa
Fernando Ito

ISBN 978-65-89138-62-4

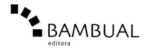

www.bambualeditora.com.br
colabora@bambualeditora.com.br

*O menino sensível que reage profundamente aos
estímulos e exibe sensibilidade emocional
é perfeitamente normal.*

*No entanto, há algo de errado em uma sociedade
que envergonha os homens que não agem de
uma forma dura, agressiva e emocionalmente
reprimida – especialmente quando uma parte tão
significativa da população simplesmente não está
preparada ou não se sente confortável
com estes comportamentos.*

TED ZEFF
em *The Strong Sensitive Boy*

Sumário

Prefácio, DRA. ROSALIRA DOS SANTOS OLIVEIRA 9
Introdução – Como nasceu esse livro? 17

Infância e Adolescência 24
    Fantasma 27
    Um menino sensível e seus refúgios 30
    Memórias de um menino sensível 44
    Tempos difíceis e confusos 47
    Uma juventude normal? 50
    Nem tudo foi assim tão mau 54
    A dura tarefa de tentar se encaixar 60
    Menino velho 65
    A escola 71
    Sensibilidade em ascensão 76

Relacionamentos afetivos e sexualidade 80
    O medo da vida 83
    Alguém que merece ser amado 87
    O encontro com o amor 91
    A inicial apatia às relações e as posteriores frustrações . . . 94
    A descoberta da sexualidade por meio da sensibilidade . . 99
    Movido pela paixão 104

Mundo do trabalho. 122

O trabalho sensibiliza o homem 125

Percebendo um novo mundo 127

Foi difícil acertar 133

Eu não sou um animal 139

Um cara altamente sensível 143

A interação com outros homens 150

Homem, você? 153

Herói, vilão ou vítima 156

Referências masculinas 158

A descoberta do traço e a ressignificação da vida . . 166

O elo perdido da minha vida 169

Quem sou eu?. 174

A compreensão e o despertar 177

De um ser estranho à PAS. 181

A redentora "virada de chave". 189

Deus me conduz 193

Finalmente a chave para o meu problema 197

O início de uma jornada de transformação 201

Espiritualidade. 204

O menino amigo de Deus 207

O mundo invisível que sentimos 218

TESTE – Você é altamente sensível?. 221

Os autores 225

Para saber mais 229

Prefácio

"Cada diferença é preciosa e deve ser cuidada com carinho."
MARGARET MEAD

Atender ao convite para escrever o prefácio deste livro é uma tarefa que me causa uma grande alegria e, devo confessar, também um certo receio. Afinal, escrever é entregar-se ao mundo, é revelar-se aos leitores e deixar uma série de pistas sobre aquilo que se ama, o que se pensa e acredita, enfim, sobre a vida e sobre a maneira como a encaramos.

E, neste caso, trata-se de escrever sobre algo muito especial – o traço de personalidade que chamamos "alta sensibilidade" e que tem sido parte integrante do meu trabalho e das minhas reflexões nos últimos dez anos. E, mais ainda, escrever sobre os homens que, em uma sociedade que glorifica a racionalidade fria, têm a coragem e a ousadia de assumir sua sensibilidade e mostrá-la pelo que ela realmente é: uma força sem a qual nosso mundo perde o sentido.

Mas, antes de tudo, permita-me falar um pouco sobre o termo que usei acima. Afinal, se todos os seres humanos são sensíveis, o que exatamente queremos dizer com a expressão "alta sensibilidade"?

Será que existem pessoas mais e menos sensíveis? E se for assim o que diferencia umas das outras? E, mais ainda, como podemos saber se nós ou alguém que conhecemos se encaixa nesta categoria?

A resposta a estas perguntas é sim. Embora todos nós sejamos sensíveis, existem diferenças quanto ao nível em que esta sensibilidade se manifesta. Quando usamos a expressão "alta sensibilidade", estamos nos referindo a um traço de personalidade compartilhado por uma determinada parcela da população, que apresenta uma grande reatividade do seu sistema neurossensorial. Usada neste contexto a palavra "sensibilidade" significa maior receptividade aos estímulos. Uma pessoa altamente sensível (conhecida pela sigla PAS) é um indivíduo que apresenta uma sensibilidade mais profunda do seu sistema nervoso central, que reage de maneira mais intensa aos estímulos, sejam estes físicos, emocionais ou sociais.

Para deixar mais claro, podemos fazer uma analogia: imagine um aparelho eletrônico – um microfone, por exemplo. Quando dizemos algo como "este microfone é extremamente sensível", estamos dizendo que ele, por ser mais sensível, é capaz de captar mais os sons do ambiente, não é verdade? Algo bastante parecido ocorre com uma pessoa altamente sensível. O seu sistema nervoso opera de forma distinta, o que a torna capaz de captar muito mais informação do meio ambiente. Por conta disto, o seu cérebro absorve uma quantidade maior de informações e as processa de maneira mais profunda. Isto não significa que elas recebam mais informação do que as outras pessoas – uma PAS pode, por exemplo, ser míope –, mas que esta informação é menos filtrada.

O termo alta sensibilidade foi usado pela primeira vez pela psicóloga norte-americana Elaine Aron, em sua pesquisa pioneira de 1991. Desde então, muitas outras investigações foram realizadas e criou-se uma rede internacional de pesquisadores cujo trabalho vem nos permitindo compreender cada vez mais sobre este fascinante traço de personalidade. Aqui estão algumas das conclusões destas pesquisas:

Este é um traço de personalidade que é herdado por 15% a 20% da população, tanto homens quanto mulheres. Portanto, não se trata de algo raro.

O traço é inato (genético) e não é exclusivo da espécie humana. Os biólogos descobriram que ele está presente também na maioria dos animais.

Trata-se de um tipo de estratégia de sobrevivência (observar antes de agir). Ter um percentual de indivíduos especializados nessa estratégia é muito útil para a espécie como um todo. E, por isto, o traço permanece.

Não se trata de um transtorno psicológico ou problema de saúde mental. É apenas um modo normal, embora minoritário, de funcionamento do sistema nervoso.

Tampouco se trata de uma descoberta nova, mas de algo que, embora já tenha sido observado, foi rotulado como timidez, introversão, inibição, medo etc. As pessoas altamente sensíveis podem, de fato, apresentar algumas destas características, mas não é uma condição.

Um exemplo: embora a alta sensibilidade seja erroneamente associada à introversão, cerca de 30% dos altamente sensíveis são extrovertidos. Já aquilo que chamamos de timidez é um comportamento aprendido e não inato como o traço básico da alta sensibilidade.

Então, como podemos diferenciar o traço da alta sensibilidade de um transtorno, como, por exemplo, TDAH (transtorno de déficit de atenção, entre outros) e, também, de outros traços de personalidade, como a introversão? Para esclarecer este ponto, os pesquisadores estabeleceram uma lista com quatro características que são consideradas essenciais para definir uma pessoa como altamente sensível.

1. Profundidade de processamento

Os altamente sensíveis processam todos os tipos de informação de forma mais profunda do que as demais pessoas. Eles são mais reflexivos e tendem a demorar mais tempo para tomar decisões. A profundidade do processamento ocorre tanto conscientemente, por meio da análise das informações transmitidas pela comunicação, quanto inconscientemente, por meio de sentimentos viscerais, intuição ou palpites.

2. Facilidade para se sentir hiperestimulado

As PAS percebem muito mais do que outras pessoas na mesma situação ou ambiente, incluindo as emoções de outras pessoas (embora possam permanecer não expressas), níveis de ruído, cheiros e outros aspectos do ambiente. Isso pode ser vantajoso, mas também pode levar à excitação excessiva e ao estresse crônico, principalmente em ambientes onde há estímulos em demasia ou muito intensos.

3. Intensidade emocional ou empatia

As pessoas altamente sensíveis experimentam as emoções, tanto as positivas quanto as negativas, de forma muito intensa. Sua sensibilidade as faz responder fortemente tanto a estímulos prazerosos quanto prazerosos. Esta intensidade também se apresenta com relação aos sentimentos das outras pessoas. O cérebro das PAS apresenta um alto nível de atividade dos chamados neurônios-espelho, o que as torna particularmente empáticas.

4. Sensibilidade sensorial

Os altamente sensíveis também percebem os estímulos ambientais sutis que outras pessoas não percebem. Isto pode ajudar a protegê-los e a outras pessoas do seu grupo social contra perigos imprevistos, mas também pode levar a níveis problemáticos de sensibilidade a alimentos, medicamentos, dor, ruído e luz. E esta tendência é algo que precisa ser levada em conta no dia a dia de uma PAS.

Todas estas quatro características precisam estar presentes para que possamos reconhecer uma pessoa como altamente sensível. Mas, se você ainda ficou em dúvida, lhe sugiro responder ao teste, criado pela doutora Elaine Aron, disponível no final deste livro.

Os efeitos combinados dessas quatro características resultam em indivíduos empáticos, conscienciosos e cautelosos. Uma PAS sempre terá a tendência a avaliar cuidadosamente os riscos antes de prosseguir com uma aventura, pois a sua sensibilidade contraria a impulsividade. Os altamente sensíveis costumam pensar muito sobre um tema, planejar suas ações com antecedência e tendem a ser excelentes estrategistas. Estas qualidades, aliadas à sua profunda empatia e a facilidade de saber o que é necessário para que as outras pessoas se sintam à vontade, os dota de uma grande capacidade de liderança.

Mas, se a alta sensibilidade traz consigo tantas qualidades positivas, por que razão ela tende a ser sentida como uma "fraqueza" ou um "problema"? A explicação reside no impacto que o modo como a sensibilidade é encarada, culturalmente, tem na autoestima das pessoas altamente sensíveis e na maneira como elas vão lidar com seu traço de personalidade. Nas culturas, como a nossa, em que esta característica não é valorizada, estas pessoas tendem a sentirem-se isoladas por serem diferentes das demais. E os bem-intencionados conselhos para "se endurecer" ou "não ser tão sensível" só contribuem para aumentar esta sensação de isolamento e incompreensão.

Esta dificuldade de integração e aceitação de seu traço de personalidade é sentida de forma ainda mais profunda pelos homens que são altamente sensíveis. Se para as mulheres a perspectiva cultural dominante sobrevaloriza algumas das características associadas ao traço – como a empatia, o cuidado com os outros e a tendência a buscar harmonia nos relacionamentos –, a postura é completamente distinta no que diz respeito aos homens. De acordo com o ideal dominante de masculinidade, os homens devem ser durões, agressivos e ativos. Ao longo da vida, eles são constantemente desencorajados a demonstrar emoções (como medo ou tristeza) e a agir como se nada os incomodasse, na tentativa de evitar parecer "fracos".

Este estigma negativo torna a vida profundamente desafiadora para os homens altamente sensíveis. A sua inclinação natural para a empatia, compaixão, apreciação da arte e criatividade é desqualificada como sendo a expressão de traços "femininos", e espera-se que seja reprimida, o que pode causar estresse, depressão, ansiedade e baixa autoestima.

Esta é a experiência apresentada nestas páginas por meio do relato dos autores deste livro. Nestas histórias, cada um deles nos mostra como a rejeição das suas características mais íntimas – por parte dos pais, professores, amigos e mesmos de parcerias amorosas – criou e alimentou um sentimento de isolamento, desconexão e não pertencimento. Mas, estas histórias nos mostram também como cada um deles, à sua maneira, vem transformando esta perspectiva: conhecendo seu traço de personalidade e desenvolvendo uma maior apreciação de suas características. E como este trabalho – que é feito em conjunto, mas, também, de maneira individual – tem lhes possibilitado redescobrir o valor de sua sensibilidade! Contar suas histórias e permitir-se expressar seu ser mais profundo é um trabalho de cura, não apenas para os autores deste livro, mas também para todos nós, para nossa sociedade e nossa cultura.

E esta é a grande – enorme – contribuição deste livro. É crucial que os homens altamente sensíveis resgatem o sentido da palavra sensibilidade e orgulhem-se da sua característica. Afinal, precisamos da empatia, habilidades de escuta, perspicácia intelectual, capacidade de pensamento estratégico, gostos refinados e sensibilidade artística que a maioria delas traz consigo. Acredito, sinceramente, que precisamos de um novo modelo de convivência social: no trabalho, nas relações pessoais e, acima de tudo, em nossa relação com a natureza e com os outros seres com os quais compartimos nossa casa comum. E acredito que o reencontro com a nossa sensibilidade mais profunda é o primeiro passo nessa direção. Portanto, é com um imenso sentimento de gratidão que saúdo os autores deste livro por nos fazerem companhia nesta caminhada.

DRA. ROSALIRA DOS SANTOS OLIVEIRA

É criadora do Projeto Ame Sua Sensiblidade e atua com Pessoas Altamentes Sensíveis desde 2014, oferecendo cursos e mentorias. Formada em Coaching Ontológico e Especialização em Pessoas Altamente Sensíveis pelo Nickerson Institute of Integrative Health Training, possui mestrado e pós doutorado em Antropologia Cultural e Doutorado em Ciências Sociais.

Introdução

Como nasceu este livro?

"Receio que você nunca me entenda completamente e, por causa disso, às vezes você ficará assustado, enojado, irritado ou satisfeito. O que me diferencia de todos vocês é a vasta vida interior que tenho. Eu apenas prospero nisso, pela minha natureza. Quanto maior e mais profunda for essa vida interior, menos qualquer um de vocês me entenderá. Tudo bem."

JACK KEROUAC

Os livros têm o poder de abrir portas, nos levar a novos universos dentro e fora de nós, seja por intermédio de novos conhecimentos ou das emoções que a leitura nos desperta. E todas as pessoas altamente sensíveis que conheci amam livros.

Na minha vida, os livros sempre foram estes portais que trazem grandes transformações e pontes que me levam para novos lugares.

Em 2014, eu enfrentava uma grande crise de identidade, me sentia desencaixado, incompreendido e parecia que não havia espaço no mundo para um homem sensível, introvertido, que se sentia sobrecarregado e, por diversas vezes, eu recebia do mundo a mensagem que o problema era eu, a minha forma de pensar, de ser e de sentir.

Andando em um dos meus lugares preferidos deste mundo – os corredores de uma livraria –, encontrei despretensiosamente o livro *O poder dos quietos*, da autora norte-americana Susan Cain. Este livro trazia uma mensagem inspiradora, chamando a atenção para as qualidades extraordinárias de pessoas quietas, sensíveis, reflexivas e que normalmente são desprezadas pelo padrão estabelecido do que é sucesso. Para mim este livro foi um oásis onde comecei a encontrar partes de mim antes negadas.

E não podia imaginar a porta que se abriria no sexto capítulo e que mudaria a minha vida para sempre. Nunca me esquecerei da sensação que tomou conta de mim quando li pela primeira vez a descrição das Pessoas Altamente Sensíveis. A autora descrevia as características do traço e informações da pesquisa ainda incipiente da doutora Elaine Aron. Foi como olhar em um espelho pela primeira vez, naquele momento e pela primeira vez eu me senti totalmente compreendido, me senti encaixado, pude me ver como realmente eu sou e naquele momento compreendi que não precisava ser consertado, que eu não era um erro, simplesmente sou uma Pessoa Altamente Sensível, com características únicas e diferentes da maior parte da população.

Esse momento da descoberta é marcante para todas as pessoas altamente sensíveis; é libertadora a sensação de alívio, de encontro consigo mesmo e com outros como nós.

E é com essa intenção que este livro que você lerá nasceu, um lugar onde você encontrará homens como você, ou como seus filhos, seus companheiros.

O alívio inicial que eu senti, por saber que pertenço a um grupo e por ter explicação para a forma que eu penso, sinto e me emociono, não foi suficiente para apagar tudo o que eu ainda pensava sobre mim e como deveria corresponder aos padrões ditados pela sociedade de como um homem deve ser. Não é um processo fácil para um homem aceitar-se como altamente sensível. Desde criança fomos julgados por chorar demais, por sentir demais, por nossa indecisão, por não nos comportarmos como homens. Mesmo não nos encaixando nos mesmos interesses da maioria dos homens, ainda assim lutamos para pertencer, fingimos ser iguais a todos, o que nos deixa frustrados, esgotados, mas ainda assim acreditamos que o problema está em nós.

A primeira parte da jornada após a descoberta é a autoaceitação, abraçar nossas próprias características e aprender a prosperar usando a sensibilidade a nosso favor. E dependendo de como fomos criados, do contexto social em que estamos inseridos, esse processo de aceitação para um homem e sua sensibilidade pode levar toda uma vida.

Durante o meu processo de reconhecimento e compreensão da alta sensibilidade em mim, em certo momento, senti um chamado interno para participar de um grupo de homens que promovia encontros em São Paulo. Ali homens se sentavam em círculo e simplesmente falavam sobre o que sentiam e, principalmente, refletiam e questionavam aquele código de conduta padrão que aprendemos que todos os homens devem seguir: "Somente os fortes sobrevivem"; "Ser emotivo é um sinal de fraqueza"; "A empatia fará com que outros se aproveitem de você"; "Quanto mais você aguentar, melhor"; "É vergonhoso desistir ou pedir ajuda"; "Mulher não gosta de homem que chora".

Poder expressar a minha sensibilidade e ver que existiam outros homens, cada um com suas próprias características, mas com os mesmos desafios de não se encaixar em um padrão, produziu profundas mudanças dentro de mim.

Algum tempo depois, sem saber muito bem por que estava fazendo, segui a minha intuição e escrevi um artigo contando as minhas descobertas sobre ser um homem altamente sensível. Eu não podia imaginar que ali estava plantando a semente deste grupo de homens altamente sensíveis e deste livro.

O artigo que escrevi foi um processo de catarse, de colocar para fora a alegria do encontro comigo mesmo, de dizer claramente que eu não queria mais seguir nenhum padrão de masculinidade imposto e informar mais pessoas sobre o que é a alta sensibilidade. Publiquei o artigo em um grupo de Pessoas Altamente Sensíveis no Facebook e logo depois a Rosalira me convidou para uma entrevista em seu canal do Youtube sobre Alta Sensibilidade. O artigo e a entrevista geraram muitas reações, muitos homens entraram em contato agradecendo, dizendo que pela primeira se sentiam vistos, compreendidos e que esperavam ansiosamente por aquele momento.

Esse é o poder de expressar algo que vem da nossa alma; o que expressamos transcende a nós mesmos. Naquele momento, resolvemos nos juntar e criar um grupo para trocar nossas experiências, nossas descobertas e o aprendizado sobre o que é ser um Homem Altamente Sensível.

Palavras não são suficientes para traduzir os sentimentos e as conexões profundas compartilhadas nas primeiras interações do grupo. Poder ser vulnerável, expor nossas emoções, nossas histórias e nos reconhecer um nos outros; saber que ali tinha um grupo de homens que podíamos confiar, podíamos nos abrir totalmente, sem medo e que estávamos juntos, passando pelos mesmos desafios.

Éramos homens de diversas regiões, diversos países, diversas faixas etárias, diversas orientações sexuais, diversos contextos de vida, mas com algo muito forte em comum, estávamos descobrindo a nossa essência como pessoa altamente sensível e buscando compreender, aceitar e saber como lidar melhor com nossa sensibilidade.

Nas conversas ou encontros *online* compartilhamos nossas histórias de vida da infância, do trabalho, de nossos relacionamentos, e uma frase sempre presente é: "Como é incrível que nossas histórias sejam tão parecidas e como é bom saber que não somos os únicos a passar por determinadas situações ou ter certas dificuldades".

Ser um homem altamente sensível não são só desafios e dificuldades, também compartilhamos as muitas vantagens e como percebemos e vivemos a sensibilidade no dia a dia, como pais e companheiros mais compreensivos, líderes mais humanos e empáticos e, principalmente, compartilhamos o olhar sensível que temos para as coisas do mundo por meio daquilo que toca nosso coração, como poesias, músicas, a arte. Temos uma relação especial com todas as expressões artísticas, a música move nosso estado de alma, a beleza nos faz sorrir e chorar de encanto.

A jornada pessoal de cada homem altamente sensível tem como primeiro passo o reconhecimento e aceitação de que é sensível e isso não faz dele menos homem. A partir disso, olhar para si mesmo e sua história com o olhar compreensivo e consciente das características do traço.

O segundo passo dessa jornada, e que conquistamos nesse grupo, é ser reconhecido como homem pela sociedade, por outros homens. Aqui entre iguais nos reconhecemos e validamos a nossa forma de expressar a nossa masculinidade com sensibilidade. O pertencimento, a relação de amizade entre homens, ter ali uma rede de suporte é uma conquista para homens que sempre se sentiram excluídos do "mundo dos homens".

E, juntos, fomos nos aprofundando no conhecimento do traço, nas questões que nos impactam no dia a dia e abrimos o nosso baú de memórias para ressignificar com nosso novo olhar.

Algumas frases sempre estiveram presentes nesses momentos:

"Eu queria ter consciência de tudo isso antes, eu não teria sofrido tanto."

"Não tivemos nenhuma referência de homens sensíveis para nos guiar."

"Os homens mais jovens precisam saber disso."

E em um desses momentos mágicos, alguém disse: "A gente devia escrever um livro". Eu acredito que foi o Pedro.

A partir disso começamos a nos organizar para fazer algo que nenhum de nós havia feito antes: escrever um livro.

E mesmo sem saber, naquele momento, estávamos nos direcionando para o terceiro passo dessa jornada do homem altamente sensível: tornar-se uma referência para os outros homens.

Convidei meu amigo Carlos Durães, autor de biografias, para oferecer uma oficina de escrita para o grupo, para nos ajudar a começar a escrever este livro. Durante a oficina, ele propôs um exercício de escrever um texto sobre a nossa infância e estes acabaram se tornando os primeiros capítulos desse livro.

Naturalmente, após esse primeiro texto, decidimos abordar a nossa história e a relação com a alta sensibilidade em cada fase da nossa vida e cobrir as áreas nas quais enfrentamos os maiores desafios, como trabalho e relacionamentos.

Fernando Reis e eu fomos organizando o livro, mantendo o pulso dos encontro e, em pouco mais de dois anos, este pequeno grupo escreveu os textos que você terá a oportunidade de ler.

São textos profundos, delicados, intensos e que exigiram muita coragem e determinação, pois alguns temas foram bastante difíceis de serem tocados. Sempre respeitamos o tempo e as escolhas de cada um sobre os textos que estivessem confortáveis em escrever.

Tenho certeza de que a escrita deste livro, de alguma forma, também foi um processo de cura, de aceitação e de libertação para este grupo de homens sensíveis e que tem a intenção de tocar outras almas sensíveis.

Convido que você, ao ler este livro, se transporte para este espaço seguro de confidencialidade que criamos, onde nos sentamos em um círculo virtual e falamos sobre as nossas experiências e desafios em ser uma pessoa altamente sensível, a partir da perspectiva masculina, com todas as suas particularidades.

Vocês vão descobrir que todas as almas sensíveis têm muito em comum.

Os temas presentes são delicados, profundos, e por vezes envolvem traumas e outras pessoas, por isso alguns autores optaram por preservar a sua identidade nos textos utilizando pseudônimos.

Honro e agradeço a oportunidade de estar aqui com estes homens dispostos a compartilhar seus valiosos exemplos de vida, cada um à sua forma, nos mostrando a força que existe na sensibilidade.

FÁBIO AUGUSTO CUNHA

Infância e Adolescência

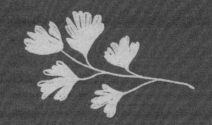

*Como uma planta, o tipo de semente que encontra o solo
– seu temperamento inato – é apenas parte da história.
A qualidade do solo, a água e o sol também afetam
profundamente a planta adulta que agora é você.*

ELAINE N. ARON, 2021

Nesta etapa inaugural dos depoimentos iremos abordar as nuances e experiências vividas por Homens Altamente Sensíveis (HAS) em uma fase crucial de seus percursos de formação moral, tal como indivíduos autônomos e sujeitos sociais.

A infância, assim como a adolescência, em graus e formas diferentes, impacta profundamente o desenvolvimento físico, mental, social e emocional dos indivíduos. Contudo, esses períodos da vida são experienciados de maneira exponencialmente peculiar pelas pessoas altamente sensíveis. E, quando tal condição se restringe a vivências exclusivamente masculinas, muitos outros aspectos se desdobram nesse contexto.

À vista disso, o primeiro tema desta obra procurará transportar o leitor, altamente sensível ou não, para momentos marcantes da vida destes personagens da vida real. Como faziam a leitura dos acontecimentos, seus medos, suas angústias e, por que não, suas alegrias.

FERNANDO A. A. REIS

Fantasma

Era mais uma daquelas madrugadas de dor e transpiração na vida de uma criança um tanto quanto "diferente", pertencente a uma família humilde, periférica e com pouca instrução, entre tantas outras espalhadas pelo interior desse imenso país no final da década de 1980.

Na tarde daquele mesmo dia, aquele menino, mesmo sendo considerado "comportado" em relação às demais crianças da sua idade, acabou por cometer, involuntariamente, uma travessura. Diante da situação, a atitude da mãe do garoto, apesar de não lançar mão de violência física, foi extremamente agressiva em seu discurso. Nada muito diferente do que as mães daquela geração estavam habituadas a fazer com seus filhos, contudo o receptor daquelas acusações não era como os outros. Cada palavra intensamente pronunciada tinha o peso de toneladas em sua psiquê e autoestima. O desalento aumentava ao final de cada frase de reprovação. E os dizeres de repúdio se repetiam insistente e infinitamente na memória daquele garoto mesmo após o término da repreensão.

Naquela mente, ainda tão inexperiente, só havia um pensamento: *"um fantasma foi criado e eu vou ter que lidar com isso"*.

O menino sabia que o pior ainda estava por vir, pois ainda era dia e as ocupações de seu cotidiano lhe prenderiam um pouco a atenção, fazendo-o deixar um pouco de lado o que havia acontecido. De qualquer forma, a noite se aproximava e o "fantasma" que o garoto temia chegaria a qualquer momento quando fosse se deitar e que junto com ele muitos outros viriam acompanhá-lo.

Como já previa, o sono não se permitia chegar naquela noite. Os sentimentos de ansiedade, temor, tristeza, repulsa, autocomiseração, raiva, demérito e frustração que invadiam aquele pequeno ser se misturavam e se aglutinavam, provocando uma única, nociva e feroz sensação de consternação e desconforto. Os pensamentos eram incontroláveis, perversos e implacáveis, e reproduziam fisicamente toda a inquietude que as limitações que um corpo pueril pudesse suportar. Os batimentos cardíacos eram desenfreados, e o frio na barriga que atingia aquele ser inocente era tão gélido, marcante e consistente que mais se assemelhava a uma espada atravessando suas entranhas.

As lágrimas se misturam ao suor daquele menino que ainda não havia deixado a primeira infância e mal conhecia o significado dos sentimentos mencionados neste texto, porém carregava na alma a asseveração empírica de todas estas emoções.

Num movimento de aflição resolveu se levantar. Era uma noite fria, comum naquela época do ano nas cidades do sul do Brasil, mas que não impedia a sudação daquele pequeno individuo, uma vez que a ebulição de desprazeres era intrínseca em seu âmago e dificilmente algo poderia apaziguar aquela mente tão atormentada.

Ao sair do quarto que dividia com os pais, numa cama de solteiro que sua mãe havia comprado com a receita da venda de *lingeries* que fazia com as mulheres da vizinhança, olhou para os pais na cama de casal ao lado e se dirigiu ao próximo cômodo, sentiu um vento frígido que passava pelas frestas das paredes da singela casa de madeira que ficava aos fundos do terreno onde moravam os seus avós paternos. Parou na janela e observou os faróis brilhantes dos carros que ainda podiam ser vistos pelo estreito caminho que dava o acesso da casa à avenida que ali passava. Continuou caminhando e chegou até a cozinha. Avistou a gaveta da pia e se aproximou. Abriu suavemente a gaveta e encarou os utensílios ali guardados. Retirou dali a faca que segundo sua imatura aferição pudesse ser a mais afiada. Segurou-a com as pequenas mãos e a contemplou por alguns instantes. O metal do objeto reluzia as luzes do luar que adentravam a casa. Admirou o artefato por mais um tempo até que, num último ato de desespero, entendeu que aquele poderia ser o momento em que toda a dor pudesse cessar, o sofrimento acabar e então o livramento acontecer.

Ali seria o fim de toda a angústia. A redenção e a paz tanto almejadas em sua tão curta jornada.

Segurou o cabo de madeira com firmeza e apontou a afiada e cortante ponta junto ao seu peito próximo ao coração e, em meio às lágrimas, acreditava que ali se daria a resolução de todos os seus problemas.

Naquele minuto em que podia ser decidida não só a vida desse menino, mas a de todos os integrantes daquela família, algumas reflexões ecoaram em seus pensamentos.

A mesma sensibilidade que o fazia experimentar com tanta força aquelas emoções negativas, simbioticamente também lhe proporcionava um considerável senso de empatia.

Ponderou naqueles instantes que não detinha o direito de comprometer a vida dos pais, que já tinham uma realidade tão difícil, e que seria egoísmo de sua parte desistir de tudo e deixar à família apenas as dores e os prantos de uma perda tão efêmera e abrupta.

Enquanto tudo isso acontecia, em meio à explosão mental de narrativas que assolavam seu imaginário, o restante da família dormia o mais profundo dos sonos na tranquilidade de seus aposentos.

Essa não era a primeira e nem a última noite conflituosa na vida daquele garotinho, mas, com toda a certeza, uma das mais impactantes. Esse "fantasma" o acompanhou por muito tempo e até hoje, porém com muito menos força, ousa bradar os seus sussurros.

FELIPE FRAZÃO

Um menino sensível e seus refúgios

Eu acredito que a vida no planeta Terra tem um propósito, somos espíritos em evolução e aqui neste planeta escola temos a oportunidade rara de desenvolver nosso potencial divino e lapidar aqueles comportamentos que nos bloqueiam de expressar nossa essência.

Não chegamos aqui como anjos imaculados e perfeitos, mas como seres humanos em evolução, com muitas virtudes e defeitos a serem corrigidos, e nascemos na família, no local certo para este desenvolvimento, embora seja muitas vezes difícil de entender isso enquanto estamos vivendo as situações.

Sou uma pessoa altamente sensível, descoberta que fiz com quase 40 anos, porém esta sensibilidade incompreendida estava presente desde o meu nascimento.

Sou introvertido. Quando criança, além disso, era muito tímido; eu tinha vergonha de me expressar e me expor para outras pessoas. Meu pai também era assim, mas minha mãe sempre foi mais extrovertida, expansiva e deixava claro como a irritava que eu fosse introvertido, para ela isso era um defeito. Eu me sentia péssimo e isso fazia eu me fechar mais ainda.

Eu me sentia mais confiante e aberto para me expressar em ambientes onde eu me sentia aceito e acolhido. Na casa dos meus avós e bisavós era assim, eu sentia que lá eu era aceito como era. Já na família da minha mãe era diferente; a família sempre foi muito grande, muitos tios e primos e quase todos extrovertidos, eu não conseguia me sentir à vontade, me sentir pertencendo, era um grande incômodo. Eles também insistiam em reforçar a minha timidez como um defeito, fazendo piadinhas, falando de mim na minha frente como se eu não estivesse presente.

E eu me sentia culpado, pois achava que minha mãe esperava que eu fosse diferente e que ela se sentia ofendida por eu ser como sou ou por não gostar de estar com a família dela (apesar de nunca ter dito isso).

Minha mãe passava frequentemente por cima da minha sensibilidade, me rotulando como chorão, que nunca entendia o que queria. Eu realmente não lembro o que queria, mas tenho a sensação de que queria carinho, acolhimento e que muitas vezes não conseguia realmente explicar o que estava me incomodando. Hoje conhecendo o traço da alta sensibilidade entendo que podia estar superestimulado com o barulho, luzes, pessoas e simplesmente precisava me recarregar.

Na minha infância, eu morava em uma casa de rua e eu não gostava que as pessoas que passavam pela rua me vissem, me sentia invadido. E a minha mãe muitas vezes abria portas, janelas, gritava e eu sentia que todos na rua estavam vendo a nossa intimidade, as discussões e tinha muita vergonha disso.

Meu pai, apesar de também ser uma pessoa mais quieta e reservada, nunca me disse que era tudo bem eu ser assim, que eu tinha outras qualidades. Acredito que ele também tinha dúvidas se era um defeito ser assim.

A música, um refúgio

Era um dos raros momentos de alegria da minha infância quando eu chegava em frente àquela casa de tijolinhos, com um grande portão de ferro.

Um senhor alemão com cabelos brancos brilhantes abria o portão. Conforme eu percorria o grande corredor que ficava no lado esquerdo da casa, o som das notas de piano ia ficando mais alto.

Na casa do fundo, um piano antigo desgastado pelo tempo e sempre cercado de crianças me aguardava. Eram duas salas de piso de madeira, desgastado pelo tempo. Em uma eram as aulas práticas com o piano e na outra algumas mesas onde aprendíamos a teoria.

Aquelas aulas de piano eram meu refúgio. A música clássica me encantava com sua forma ordenada, sua beleza sutil que se revela nota após nota, que se intensifica e depois abranda. Cada obra é um pequeno mundo onde entramos, passeamos e depois voltamos ao mundo real.

Lembro com muito carinho da professora Beatriz. Ela era uma mulher jovem alta, com mãos grandes e lindos olhos verdes que se escondiam atrás de óculos redondos.

A minha infância era muito difícil e eu cresci em um ambiente de muito conflito. Meus pais não tinham uma relação de casal, eram separados vivendo dentro da própria casa. Só conversavam sobre questões práticas da casa e sempre em tons muito agressivos. Eu vivia em uma tensão constante. Eu tinha dificuldades em me enturmar na escola e, apesar de ser bom em esportes, não gostava de competir.

Mas ali, ao redor daquele piano, tudo era diferente. Eu me sentia conectado àquelas crianças que se encantavam com a música. Juntos criávamos nossas próprias composições, falávamos sobre Bach, Mozart e Chopin como velhos conhecidos.

Eu chegava lá e adorava ouvir o Rodrigo, um loirinho mais velho que eu, tocar; ele era estudante avançado e estava trabalhando em uma composição própria. Outros amigos que recordo eram a Elisa, a japonesa, e o Luis Gustavo que depois encontrei mais tarde na vida.

Naquele momento mágico, todos eram sensíveis, todos sentiam a música e todos apoiavam uns aos outros. Era meu refúgio, meu lugar seguro.

Me lembro de cada passo, de ajustar o banquinho giratório na minha altura, abrir o piano, retirar a flanela vermelha que cobria as teclas, ajustar o metrônomo que marcava o compasso e a partir disso eu viajava, acompanhando as minhas mãos tocarem as peças fáceis do livro Leila Fletcher, depois Bach e Chopin quando fui avançando.

Até que um dia a professora Beatriz anunciou que ia se casar e se mudaria de lá.

Fiquei muito abalado, me senti abandonado, traído, sem chão... eu ficaria sozinho novamente, em um mundo sem a música clássica e o piano.

Foi um momento bem difícil para mim e eu queria muito continuar a tocar. Eu esperava que meus pais comprassem um teclado, um pequeno órgão para que eu pudesse continuar praticando em casa... mas ele nunca veio. Não sei se meus pais realmente sabiam do meu interesse ou como eu precisava disso, ou se realmente era algo muito caro e impossível de ter.

O fato é que cresci com essa falta, do piano, do teclado que nunca tive, da professora Beatriz e da música clássica.

Meu mundo ficou áspero, difícil e sem o conforto da música, no qual eu podia expressar a minha sensibilidade.

As feridas podem ser curadas

Crescer em um ambiente hostil deixa marcas muito mais profundas em PAS do que em outras pessoas. Eu cresci com feridas e traumas profundos, que me fizeram crescer confuso, sem confiança na vida e principalmente duvidando de mim.

Mas dentro de mim sempre pulsou uma força que me conectava com algo maior, a fonte da vida, o que chamo de espiritualidade. Sempre tive, no meu mundo interno, contato com essa realidade, e isto me deu força para buscar a cura dessas feridas profundas.

E as minhas próprias feridas foram me guiando no caminho do propósito que hoje me nutre e um deles é estar escrevendo este livro, ter sido a faísca que acendeu essa chama no coração de outros homens corajosos para contar as suas histórias.

O autoconhecimento foi uma benção que me permitiu e me permite revisitar muitas vezes a minha infância, e acolher e ouvir aquela criança que ainda vive dentro de mim e espera poder se expressar plenamente no mundo, com alegria.

Hoje compreendo que a minha mãe não tinha como agir diferente, dentro do que ela conhecia e do que podia dar. Ela foi a filha mais velha de uma família de sete irmãos, muito pobres, que sofriam com a escassez de praticamente tudo. Ela não teve oportunidade de ser criança, não havia quem brincasse com ela e muito cedo assumiu a dura responsabilidade de cuidar de seus irmãos, tendo que trabalhar bem cedo. Seu pai não era o pai provedor que a família esperava, ele também era sensível e para ela ser sensível foi associado a ser fraco, a não dar conta. Ela criou uma casca, uma armadura muito dura que não permitiu que ela desse e recebesse carinho como mãe. Acredito que com a passagem dos anos e por meio dos netos, fomos capazes de atravessar um pouco essa casca dura, dentro do possível.

FÁBIO AUGUSTO CUNHA

Primeiras recordações

O estabanado

Minha família era grande. Eu era o terceiro mais novo de oito irmãos e tinha meu pai e minha mãe. Nossa casa era pequena, tinha banheiro do lado de fora. Éramos muitos, mas nos arranjávamos como podíamos naquela casa, que na verdade era um barracão.Ela ficava acho que acima do nível da rua: ao lado direito tinha um beco que ligava à avenida de cima, a avenida principal do bairro. Esse mesmo beco, quando descíamos, nos levava a um local muito bonito, lembro que havia um caminho bonito, uma planície longa com muita vegetação baixa, bastante verde, riachos. Esse era o caminho que pegávamos quando íamos na casa de um tio, o tio Ronalde. Na parte esquerda do quintal da nossa casa tinha uns matos e era um local que eu gostava muito. Sempre gostei do mato.

Meu pai tinha uma caminhonete verde que eu gostava muito de entrar nela. Posso lembrar do cheiro de couro dos bancos dela. Sempre que meu pai estava arrumando a caminhonete, ficava ali por perto pois sabia que poderia ser útil, sempre estava pronto para pegar a ferramenta que ele precisasse. E também achava aquilo tudo muito legal. Meu pai com as mãos sujas de graxa ficava por tempos deitado ali no chão e eu só observava e ajudava vez ou outra. Meu pai dizia que se fosse para ficar perto era para ajudar, e eu ficava ali de prontidão. Ele tinha um ditado: "perto de quem trabalha, longe de quem caga", acho que era assim mesmo. Dizia que se eu não ouvisse ia me dar um surdão no escutador de novela e um tapa no bebedor de lavagem. Ficava por ali bem esperto.

Achei incrível quando ele colocou fogo no carro. Quando o carro afogava, para secar o carburador, colocava fogo mesmo e aquilo me assustava, pensava estar incendiando a caminhonete. Depois de algum tempo mexendo, ele ia, pegava a manivela e acionava o motor. Era ótimo quando girava e a caminhonete pegava. Era uma alegria.Nessa época, devia ter uns 4 ou 5 anos talvez, e eu me sentia seguro na presença dele. Era um tempo bom, ele trabalhava, ainda era normal. Lembro que ele me levou um dia com ele. Acho que ele tinha ido trabalhar ou marcar um trabalho. Saímos bem cedo e fazia muito frio. Nesse dia ele estava com um caminhão, Mercedes 1113, lindo. Eu adorava passear naquela cabine e observava tudo, cada movimento dele na direção do 1113. Pensava que se observasse bastante, logo eu aprenderia a dirigir. Nesse dia lembro que chegamos a um lugar e ele ficou conversando com um senhor por um bom tempo. Depois ele me ofereceu um café com leite para espantar o frio. Foi um dos melhores café com leite que tomei na vida, nunca mais esqueci.Gostava também quando meu pai ia limpar o lote, fazer capina. Quando juntava o lixo e colocava no carrinho de mão para jogar no mato, normalmente, eu estava por ali, ele me pegava, colocava-me em cima dos lixos e me dava uma carona. Ali para mim era uma diversão. Quando chegava no local ele virava o carrinho e me jogava junto com os matos e tudo. Gostava muito daquelas brincadeiras.

Me recordo também do dia que quase derrubei meu pai no banheiro. Não sei o que havia comido nesse dia, mas lembro que não caiu bem. Estava com dor de barriga, daquelas bravas e de arrepiar. Estava brincando e de repente senti uma cólica seguida de um barulho na barriga. Pensei que não fosse nada sério, mas quando deu aquela sensação de novo seguida de um estrondo em minha barriga, saí em disparada na direção do banheiro e, quando cheguei, fui logo empurrando, sem mesmo pensar se havia alguém lá dentro. A porta não trancava e se tivesse, com certeza, eu a arrombaria devido à velocidade que eu vinha e a força que coloquei para empurrá-la. Assim que empurrei, senti que alguém a segurou e naquele milésimo de segundo pensei "fiz merda"; mas ainda não tinha feito, estava quase. Vi meu pai lá dentro quase se espatifando; fez de tudo para se equilibrar e não cair dentro do banheiro com o empurrão que dei. Vi a cara dele e percebi que ficou num ódio mortal com aquela situação. Porém ele viu meu desespero, eu estava apavorado, suando, daquele jeito, tipo trancando tudo o máximo que podia. Estava com um jeito que não suportaria muito. Ele deu um jeito e saiu bem rápido e eu entrei mais rápido ainda, nem mesmo percebi como entrei e abaixei a roupa. Terminou tudo bem, para mim. Para ele não sei, quando saí ele ainda estava com muita cara de poucos amigos. Nesse dia pensei que meu irmão morreria, não me lembro mais quem exatamente era, se o Kider, Ralph ou Ninison.Era uma tarde com clima bem agradável. Estávamos brincando de carrinho na terra, nosso quintal tinha bastante espaço para isso. Fazíamos estradas, pontes, túneis de terra para passar com carrinhos. Éramos verdadeiros engenheiros e construtores. Como brincar é importante para crianças! e ali, era tudo irmão. Família grande. Podíamos ficar o dia inteiro na terra, era um sossego para a mãe – ficávamos todos ali, juntos sem perigo algum. Mas nem sempre. Às vezes tinha acidente de trabalho. Ou será que naquele dia foi tentativa de homicídio?Nosso quintal tinha um certo desnível, tinha parte baixa e parte alta. Estávamos reunidos ali na parte baixa brincando e, naquele negócio de fazer estradas para os carrinhos passarem, acho que me empolguei e quis fazer um túnel maior, um que saísse da parte baixa e ligasse à parte alta. Seria uma baita obra. Para isso precisaria fazer um buraco um pouco maior, então peguei uma ferramenta maior, acho que uma alavanca, e fui para a parte alta. Precisava furar um buraco de uns 30 cm de diâmetro e 1,5 metro, aproximadamente, um percurso que ligaria até as estradas que estávamos fazendo na parte baixa.

Subi com a alavanca e comecei a furar. Já estava bem adiantado no trabalho quando, de repente, eu soltei a alavanca lá de cima, não me lembro se foi intencional ou escorregou da minha mão, mas foi direto na cabeça de um deles. Acho que foi o Kilder.Foi um susto muito grande. Quando vi que acertou um deles, eu pensei: pronto, matei.Desci correndo e, naquele momento, a distância ficou enorme. Vi que ele estava com as mãos na cabeça, encolhido como quem protege a cabeça e sente bastante dor. Vi os olhares de acusação para mim e me perguntavam o que eu tinha feito e eu não sabia o que dizer, nesses momentos eu dava uma travada. Na verdade, eu estava falando tudo, só para mim mesmo, tentando entender o que eu tinha feito. Torcia para meu irmão não morrer. Naquele momento pedi pra Deus e todos os santos não deixarem ele morrer, senão mais alguém morreria, eu.

Foi um tremendo susto e não lembro bem como terminou. Sei que não teve algo tão sério.

Aos poucos fui tendo mais cuidado com as brincadeiras, e isso foi me moldando a não fazer muita merda ao longo da vida. Sempre que ia fazer algo pensava que podia acontecer o pior e isso muitas vezes me fez cauteloso, reflexivo demais e, às vezes, até inerte demais.

Certa vez estávamos em família e nesse dia um tio meu tinha ido até minha casa. Era de manhã, não me lembro se estávamos comemorando algo ou era somente uma visita de cortesia mesmo. Isso, antigamente, acontecia com frequência, eram comum as visitas dos tios. Sempre gostei de observar as pessoas conversando, nunca fui de estar nas conversas. Se me perguntassem algo, responderia prontamente porque sempre estava atento ao que diziam, embora não estivesse na roda. Sempre tive isso.

Naquele dia, acho que a conversa não estava bem interessante e saí do meio para brincar sozinho. Nessa época qualquer coisa era brinquedo para nós.Aprendemos a nos divertir com o que tínhamos, nossa criatividade não tinha limites. Os pneus de carro viravam carrinhos de mão, as latas de leite em pó viravam sapatos, latas de sardinhas eram vagões, a cabine do trem era feita de latas de azeite. Fazíamos arco e flecha com gravetos, as ripas nos faziam gigantes com as pernas-de-pau. Todas as meias viravam bola e madeiras viravam verdadeiros carrinhos de corrida. Éramos ricos na imaginação e criávamos de tudo para nossa diversão.Nesse dia minha imaginação foi bem longe e pensei em algo que voasse bem longe. Sonhava com helicóptero, aquilo me fascinava.Estavam lá meu pai, minha mãe, meus irmãos, tios. Tinha um tanto de gente. Acho que eu era o menor dos que ali estavam. Aquela falação toda estava me cansando, afinal, eu não falava, só prestava atenção em tudo e em todos. Num certo momento saí dali, me afastei por uns dez metros deles e buscava fazer algo para me distrair. Havia uma tampa de lata, acho que de doce de goiabada, daquelas embalagens que se abrem com o abridor de latas e ficam sobrando aquelas bordas pontiagudas. Peguei aquela tampa, resolvi experimentar minha força e ver até onde aquela lata voaria com meu arremesso. Peguei aquela latinha, segurei-a entre os dedos polegar e indicador, de maneira que não me cortasse. Fiz um esforço para o arremesso, coloquei toda minha força e joguei a latinha. O helicóptero de tampa. Imaginei o quão longe iria com aquele arremesso. Calculei mal a decolagem do helicóptero, não levantei tanto o braço e pude ver a lata girar, cortar o ar em linha reta, não mais que dois metros de altura, e encontrar um obstáculo. A testa do meu tio. Pensei, aí!!! Fiz merda de novo!!! Pensei em sumir dali, mas ainda não tinha inventado a máquina do tempo nem o chá de sumiço.

Vejo o sangue escorrendo da testa do meu tio, enquanto o meu próprio sangue acho que estava parado. Acho que nem tinha mais sangue. Estava branco, com os olhos arregalados só pelo susto e do pessoal todo olhando para mim. Nem o "Thriller" do Michael Jackson tinha tantos olhares assustadores. Meu pai olhou para mim, pôs uma mão na cintura, bateu a ponta do pé no chão, abaixou o queixo. Aquele momento era tenso. Era a pior condenação, não tinha mãe, advogado ou Deus para dar jeito. A correiada ia comer.Fiquei tão tenso com o susto, os olhares comigo sendo o centro das atenções numa sentença de condenação, que nem me lembro como foi que meu tio fez. Tomei uns xingos, uns gritos, umas carreadas e pronto. Meu pai não dava mole, tinha que dar a correção aos filhos. Eu não gostava de chorar. Apanhava calado e esse era um dos motivos que minha mãe não me batia. Ela dizia que não tinha graça bater no Ramon, ele não chorava. Não gostava de demonstrar fraqueza e ficava quieto, apanhava calado, embora a alma sentisse muito ódio.

Tempos depois, já nos primeiros dias de aula, de novo, a imaginação me quebrou as pernas.Não estava acostumado com tanta socialização, afinal, eram os primeiros dias de aula, e aquela gente toda na sala de aula por vezes me deixava meio pensativo.Estavam todos em silêncio naquele momento, a professora escrevia a lição no quadro e eu observava cada coisa, até o que não acontecia.Estava achando monótono demais, não estava acostumado ainda com essa postura de quietude por longo tempo. Copiava a lição e brincava também. Nesse dia brincava com uma gominha de borracha, daquelas que se prendem coisas, tipo dinheiro. Estiquei a gominha entre os dedos e num dado momento percebi que se colocasse algo ali na gominha, entre os dedos polegar e indicador, podia arremessar algo com certa pressão e velocidade. Pronto, tinha inventado o estilingue de mão.

Fiz alguns testes sem munição e depois de treinar bastante resolvi dar um tiro. Para quê?

Procurei algo de munição e algo que fosse leve para sair com pressão. Encontrei a munição perfeita. Casca de laranja.

Peguei um pedaço pequeno e coloquei na gominha que já estava entre os meus dedos. Estiquei com todo jeito para dar o melhor tiro, mirei no canto da sala, onde ficava a lata de lixo, próximo à porta, e soltei a gominha. Tiro perfeito. Só não calculei que a munição, que era uma casca de laranja, teria um trajeto em curva e desviou-se do alvo e foi acertar o garoto que se sentava na primeira carteira, próximo à porta. E a bendita casca de laranja acertou bem no olho do garoto e o assustou e, com isso, todo mundo olhou, ficou esfregando o olho e logo chorou e chorou. Eu não sabia o que fazer, queria sumir dali. Acho que fiquei de todas as cores e parei no branco pois perceberam logo que tinha sido eu que joguei aquela casca de laranja no garoto. Se a professora soubesse o terror que havia em mim por ter feito aquilo, e por estar todo mundo olhando para mim, ela nem mesmo me passava o castigo, mas como ela não sentia o que eu sentia, me colocou de castigo atrás da porta por um tempo. Se existe inferno, aquilo era o inferno para mim.

Assim fui aprendendo a não fazer tanta merda no futuro. Sempre que fazia algo, a coisa saía do controle e dava merda. Acostumei-me a pensar nas consequências dos atos e assim desenvolvi uma prudência enorme. Acredito que Deus já me iluminava e me ensinava mais uma virtude.

Uma infância livre

Eu me divertia bastante. Gostava de jogar bola, ficava o dia inteiro no campinho. As brincadeiras eram peladinhas no campinho, bolinha de gude, carrinhos de rolimã, polícia e ladrão, estrear toco novo, garrafão, rouba-bandeira, pegador de esconder, pega-pega, pular corda, carrinho, papagaio e de vez em quando íamos nadar na lagoa da mata.

Essa era a maior aventura e a mais perigosa, nos rendia muitas preocupações antes, durante e depois da aventura. Antes porque sabíamos que os pais não nos deixavam ir e desobedecíamos. Além de a lagoa ser bem longe de casa. Durante porque o local era perigoso. Antes de chegar à lagoa, descíamos e subíamos barranco para atravessar o rio. O ribeirão. Podíamos atravessar a pé com águas até a cintura em alguns pontos. A lagoa era de água barrenta, tinha partes profundas, no meio do mato que era propriedade particular e ouvíamos dizer que os donos sempre passavam por lá e armados. Tinha até estórias de garotos que já tinham sido pegos lá dentro. E depois, porque quando minha mãe ficava sabendo ela ficava furiosa e batia mesmo. Acho que meu santo era bem forte, não apanhava tanto. Acho que ela via minha cara de pânico e desistia de me bater. Lembro que ela dizia que não gostava de me bater pois eu não chorava. E que eu era bonzinho. Na verdade, eu não aprontava tanto. Meus irmãos aprontaram mais e chamavam mais atenção.

O filho predileto

Nessa época tive a primeira perda na minha vida. Meu irmão de 9 anos morreu num acidente.

Aquele dia foi eternizado em minha memória. Não sei precisar corretamente qual dia era, talvez domingo. Sentia que aquele dia estava estranho, tumultuado. Minha mãe estava prestes a dar à luz a minha irmã caçula, na televisão só se falava da morte trágica do presidente Juscelino Kubitschek. Meu irmão iria a uma excursão escolar um pouco contra a vontade de minha mãe, que não queria deixá-lo ir, talvez a intuição de mãe já estava avisando a ela o que estava para acontecer. Discutiram bastante e decidiram que ele iria ao passeio. Um grupo de alunos iria para um passeio cívico escolar comemorar o Dia do Soldado.

Lembro que minha mãe cozinhava um frango para o almoço. Havia um alvoroço porque o calçado do meu irmão, uma conga, havia sumido e procuravam bastante até que conseguiram encontrar e meu irmão seguiu para o passeio. Passado algumas horas do mesmo dia, vi um garoto chegar correndo em direção ao portão da nossa casa e chamar um dos meus irmãos, acho que não quis dizer para minha mãe. Estava observando meu irmão atendê-lo e pude entender quando o garoto disse ao meu irmão: seu irmão morreu! Foi algo que não conseguia explicar o meu sentimento naquela hora. Parecia brincadeira. Percebi a preocupação do meu irmão e não acompanhei mais a conversa, nem mesmo sei o que fiz depois. Passado algum tempo, vejo minha mãe aos prantos e um corre-corre danado. Havia em mim um sentimento enorme de tristeza e insegurança em esperar o desenrolar de tudo aquilo.

Havia boato de que os dois motoristas estavam apostando corrida e bateram os ônibus e um deles capotou, matando algumas pessoas, a maioria crianças, alunos da escola. Na verdade, houve um acidente e morreram 16 alunos com idade entre 7 e 13 anos e também morreu nesse dia uma professora.

Recordo da casa cheia de gente, o caixão em cima da mesa e nunca mais esqueci daquele dia, principalmente do cheiro das flores que adornavam o caixão do meu irmão.

Esse meu irmão era o mais querido da minha mãe. Ela dizia que ele era o único que a obedecia e que a ajudava muito. Ela nos contava que ele, naquela idade, 9 anos, já prometia uma casa para morar. Quando crescesse, ele compraria e tiraria minha a família do aluguel.

Ele não chegou a crescer para poder dar a casa, mas cumpriu a promessa pois com o dinheiro de sua indenização meu pai poderia comprar um lote e construir um barracão numa outra cidade, pois minha mãe decidiu que não moraria mais naquele lugar.

RAMON BENEVIDES

Memórias de um menino sensível

"A infância se vai, mas as lembranças ficam."
GUILHERME MENIQUETTI

Era uma noite chuvosa de verão, Maria (nome fictício para minha mãe) estava bastante ansiosa em casa, esperando João (nome fictício para meu pai) chegar do trabalho. Seria aquela noite em que Maria iria dizer, enfim, que estava grávida. Após algum tempo, dava para ouvir passos molhados em direção à porta, um barulho da fechadura sendo liberada, a maçaneta sendo acionada, a porta se abrindo. Nesse espaço de tempo, um misto de nervosismo e felicidade tomou conta de Maria: João havia chegado.

Ele estava prestes a receber uma notícia que aguardava havia algum tempo: a gravidez de Maria. Ao ficar sabendo, não se conteve, abraçou-a e a beijou calorosamente. A criança tão esperada estava a caminho. Mais adiante, em um estágio intermediário da gravidez, descobriu tratar-se de um menino, o que foi causa de grande felicidade por parte de João, que desejava muito ter um garotinho. O que os exames não informaram foi que esse menino seria dotado de maior sensibilidade, passando a experenciar o mundo de forma muito particular.

Júnior (nome fictício para mim), então, nasceu. De todas as crianças do berçário, era a que chorava mais alto, de forma bem intensa. Seus olhos pequeninos captavam cada aspecto do ambiente, e aquilo era muito para uma criancinha que teria que se acostumar a lidar com uma avalanche de informações sensoriais, pelo fato de ter nascido com maior sensibilidade. Maria recebeu alta; já em casa, percebeu que perderia noites e noites de sono (na verdade todas as mães e pais perdem), pois Júnior mantinha a sinfonia de choros altos e intensos, estava constantemente assustado, devido às captações sensoriais do ambiente. Seus choros eram abarcados pela alimentação e pelo carinho, principalmente vindos da mãe.

Essas pequenas amostras já demonstravam que Júnior era PAS (Pessoa Altamente Sensível). Isso não tem nada a ver com fraqueza ou coisas similares. Na verdade, são indivíduos que têm a capacidade de captar pequenos detalhes e matizes de tudo aquilo que os rodeia. Por isso, chegam mais rápido que as outras pessoas à saturação. Precisando, assim, de uma desconexão temporária para esvaziar-se de tanta informação. Em síntese, pessoas com maior sensibilidade são empáticas e com muita intuição, são analíticas e com grande capacidade de processamento de informação, possuem um grande leque emocional, são capazes de apreciar a solidão, sentem-se incomodadas com a superestimulação.

O tempo passou e, de repente, Júnior estava engatinhando, absorvendo por meio do seu pequenino corpo o ambiente. Mais adiante, começou a balbuciar algumas palavras, até mesmo conseguindo falar "mamãe" e "papai". Começou a falar até rápido, o que não estranha muito, tendo em vista a quantidade de informações captadas, absorvidas. Por fim, começou a dar os primeiros passos, vindo a andar. João e Maria foram notando aos poucos essa maior sensibilidade que Júnior possuía. Aliás, ao nascer, os pais não receberam nenhum resultado de exame dizendo que seu filho era sensível, tampouco receberam um manual para aprenderem a lidar com tamanha sensibilidade.

Ao entrar para o maternal e começando a ter mais contato com outras crianças, a diferença de Júnior em comparação aos outros meninos começou, aos poucos, a se tornar perceptível. Júnior tendia a ser uma criança mais quieta, "comportada", embora possuísse momentos de razoável agitação, algo tão normal para qualquer criança. Júnior não gostava muito de brincar de lutas, e quando fazia era meio que contra vontade. Não era tão fã assim de desenhos ou filmes violentos. Já um pouco mais crescido, no ensino fundamental, teve contato com novos amigos. E a "matança" aos pássaros, por meio de estilingue, acabou sendo um outro tormento para Júnior. Para não se sentir deslocado, diferente de outros meninos, matou algumas aves, brincadeira tão comum para alguns garotos na infância.

Perto dos 10 anos, Júnior teve sua primeira briga. Alguém que não gostava muito de violência tendo que brigar com outro menino. Nessa luta, Júnior acabou saindo vitorioso, mas nem sabia como, pois não possuía tanta habilidade assim para tal feito. O garoto que saiu derrotado tentou marcar uma revanche, mas Júnior não compareceu, não quis mais brigar. Aquela havia sido a primeira e última briga corporal em que Júnior havia se envolvido.

IVO VALENTE

Tempos difíceis e confusos

Tudo começa no Barreiro, cidade onde eu nasci e vivi até 4 anos de idade com os meus pais e o meu irmão, que tem menos 14 meses que eu. Com essa idade os meus pais resolveram se mudar para uma aldeia perto da cidade de Aveiro, uma cidade mais ao norte, onde vivia toda a minha família mais próxima. Foi mais ou menos nessa altura que os meus pais descobriram que eu era gago e aos 5 anos de idade, quando entrei na escola primária, notava-se muito esse problema na fala.

Em finais dos anos 1970, quando entrei na escola primária, as pessoas que tivessem algum tipo de deficiência ou alguma diferença não eram aceites. Como eu era muito gago ao ponto de mexer a cabeça enquanto tentava falar, em Vilarinho, aldeia onde cresci e vivi até ser adulto, tudo isto foi encarado muito mal, tanto pelos pais dos meus colegas, que não queriam que eles brincassem comigo, como pelos meus colegas. Isto fez com que eu frequentemente ou quase sempre não fosse integrado nas brincadeiras dos rapazes durante os intervalos. Hoje não gosto de futebol porque nunca joguei durante toda a minha infância. Os meus colegas nunca me deixaram fazer parte das suas equipas de futebol nem me convidavam para outras brincadeiras. Nos primeiros três anos da escola primária, passei a maior parte dos intervalos com a minha professora. Essa professora foi uma das pessoas mais importantes neste processo porque ela sempre me apoiou muito e demonstrava que realmente gostava de mim, o que era muito confortante. Alguns intervalos, mas muito poucos, quando as raparigas estavam a jogar ao esconde-esconde, a minha professora pedia-lhes para me deixar brincar com elas. Era nessas alturas que eu tinha oportunidade de fazer coisas normais para uma criança daquela idade. Os intervalos que passava com a professora, daquilo que me lembro, ela ficava ao meu lado enquanto eu ficava a contemplar os meus colegas a brincar e a comer as minhas bolachas com manteiga que a minha mãe preparava com muito carinho. Durante esses três anos, eu tinha tido aulas durante a manhã e o meu irmão à tarde, com outra professora, e já estava no segundo ano. A professora que me tinha acompanhado durante estes três anos não dava aulas ao quarto ano e eu agora tinha de começar a ter aulas com a professora do meu irmão e à tarde. O que para mim foi bom porque tinha o meu irmão a ter aulas na mesma sala que eu e isso foi um grande apoio para mim. Mas esta professora não tinha a mesma forma de estar comigo, agora eu era uma criança tratada da mesma forma que todas as outras. Na altura isto foi um choque muito grande para mim por estar habituado a ter a professora muito próxima de mim, mas foi o princípio da resolução do meu problema. Com a outra professora quase que tive aulas particulares e, nos exercícios de leitura, tinha que fazer sozinho na secretária da professora porque era gago, demorava muito tempo a ler e muitas vezes nem conseguia ler nada. Agora tinha que ler em voz alta e em frente de toda a turma e isso fez com que eu começasse a ter que criar uma solução para estas alturas de muito estresse. Mas nunca consegui ler em voz alta em frente à turma e ainda hoje tenho muitas dificuldades em ler em voz alta. No final desse ano, ia passar para o quinto ano e, com isso, teria de ir estudar para um pouco mais longe de casa, o que fazia com que eu tivesse que usar o autocarro para fazer as deslocações entre a minha casa e a escola. O método de ensino também era totalmente diferente, agora tinha várias disciplinas, todas separadas, com professores diferentes e muitas vezes tínhamos que trocar de sala de aula. Tudo isto assustou muito os meus pais por acharem que eu não iria sobreviver a esta situação sozinho. Nessa altura o meu irmão estava no terceiro ano prontinho para passar para o quarto e ia ficar com a mesma professora. O que é que a minha mãe se lembrou de fazer, pedir à professora para me chumbar e, assim, eu ia repetir o quarto ano com o meu irmão e quando fosse para o quinto ano ia com ele. E assim foi. A minha mãe, mais uma vez, fez com que eu ficasse na mesma turma que o meu irmão quando passamos para o quinto ano. O que aconteceu entre o quarto ano e o nono ano.

Agora, no quinto ano, era tudo muito diferente porque na minha turma tinha colegas de vários sítios e ninguém conhecia o meu passado.

Por esta altura eu já falava muito melhor porque aos poucos eu fui melhorando a minha capacidade de falar e já se notava muito pouco. Desde que não tivesse que ler, claro.

PEDRO CAETANO

Uma juventude normal?

Minha infância foi relativamente normal. Eu cresci nos anos 1990, ainda era uma época em que o padrão de convívio infantil era brincar na rua de pés descalços, jogar pique-pega e bolinha de gude. O máximo de tecnologia que as crianças tinham acesso eram videogames, como Super Nintendo e Mega Drive. Eu venho de uma família humilde, e sempre vivi em lugares onde a população ao redor era da mesma faixa econômica. Isso facilitou a convivência com outras crianças e as brincadeiras e limitações eram similares. Todo mundo brincava com todo mundo, sem qualquer tipo de problema ou preconceito. A minha vida inteira eu fui membro de igreja, então além das amizades da rua, eu sempre estive em um ambiente onde o espírito de comunidade era algo comum. Estar cercado de pessoas que têm pensamentos e objetivos similares faz com que você se sinta parte de algo maior do que você mesmo e, para uma criança, acho que não existe algo melhor.

Apesar disso, mesmo trazendo à memória as minhas lembranças mais antigas, eu sempre me senti... deslocado dos outros, de alguma forma. Ao longo dos anos, eu tentei justificar isso dizendo para mim mesmo que eu simplesmente era uma criança mais inocente que as outras, mais lenta, talvez, ou só diferente mesmo. Nas brincadeiras, eu me divertia e participava junto com todos, mas observando as outras crianças, eu percebia que tinha menos "esperteza" e "malícia" do que a maioria. Por exemplo, eu sempre detestei brincadeiras que pudessem causar dor física ou humilhação a alguém, sempre preferi jogos que estimulavam um espírito de trabalho em equipe, brincadeiras muito competitivas não eram prazerosas para mim.

As brincadeiras de rua eram divertidas, mas o que eu mais fazia era ficar em casa vendo televisão, brincando sozinho ou, às vezes, com um colega, estimulando a minha imaginação com os meus bonecos e carrinhos de brinquedo.

Também na infância foi quando começou o meu amor pela leitura. Desde aqueles livros infantis com histórias simples até os contos que minha mãe criava para nos colocar para dormir, eu sempre adorei histórias. De fantasia, de heroísmo, de aventura. Não existia alimento melhor para minha imaginação.

Na escola, a minha vida era bem tranquila e normal até meados da 4ª série em diante. Acho que é a época em que as crianças começam a querer ter um senso maior de individualidade e ao mesmo tempo querem se destacar como parte de um grupo. Eu devia ter por volta de 11 anos de idade. Nessa época eu comecei a perceber que meus colegas de turma se juntavam em pequenos grupos nos quais os membros tinham interesses em comum, ou gostavam de falar das mesmas coisas. Foi quando eu comecei a ter a noção de que não me encaixava em nenhum desses grupos em particular. Uma das consequências de não ser parte de um grupo na escola é que você começa a chamar atenção, e não de uma forma boa. Pré-adolescentes não têm uma boa impressão de alguém que não se encaixa, eles ficam incomodados com isso de forma quase instintiva, como se houvesse algo errado com você por não fazer parte do "grupo"... Foi a época em que as zoações e humilhações começaram.

Ser zoado pelos colegas de turma sempre foi algo normal na minha época de escola. Você era zoado e zoava de volta, não existia o conceito de *bullying* nessa época. Mas uma coisa que sempre existiu eram aqueles alunos que viravam o alvo preferido da zoação dos *bullys* da sala. Eu fui um deles. Devido a ser sempre muito introvertido, eu costumava ficar mais no meu canto, desenhando, lendo, ou nos meus devaneios sonhando acordado. Isso é um prato cheio para quem sente prazer em humilhar os outros. Em alguns momentos, era claro que as zoações comigo eram um pouco mais pesadas justamente por eu ser "esquisito", o que fazia com que eu me retraísse mais ainda.

As coisas só melhoraram nesse sentido quando eu cheguei no ensino médio. Eu já devia ter uns 15 para 16 anos. Nessa época as pessoas começam a ter um pouco mais de noção de que a infância está ficando para trás e de que as responsabilidades vão começar a aumentar. O seu grupo de amizades fica mais claro e restrito, e os zoadores da sala têm problemas maiores para se preocupar do que você. Nessa época as minhas habilidades sociais melhoraram bastante, então eu parei de ser um alvo de zoações e comecei a ser tratado de forma melhor. O sentimento de não fazer parte de um grupo continuava, mas agora pelo menos eu conseguia me "mesclar" entre os grupos, e conseguia ter contato com quase todos da sala. Do meu ponto de vista, isso já era uma vitória.

Nessa época, o meu amor pela leitura me ajudou muito. Na escola onde eu fiz meu ensino médio, a biblioteca ficava acessível a quem quisesse entrar durante o horário de intervalo. Como eu nunca fui de ficar em grandes grupos cercado de gente, eu me refugiava lá, onde tive contato com alguns dos autores e livros de que gosto até hoje. Me recordo com saudade daquela biblioteca, era como entrar em um universo completamente diferente no momento em que você atravessava a porta, era como um refúgio no meio do caos.

A música também me ajudou muito nessa época. Foi quando tive o meu primeiro celular. Nos intervalos das aulas ou eu estava enfurnado na biblioteca ou em algum canto com meus fones de ouvido esperando o sino do retorno às salas tocar. Ouvir música era como desligar a consciência e mergulhar em uma realidade alternativa, não importava se eu estava feliz, triste, irritado ou deprimido, a música sempre me ajudou a voltar a um estado de equilíbrio emocional.

A adolescência fora da escola não foi muito diferente. Como eu disse, fui membro de igreja desde novo, então minha "balada" eram os cultos para jovens, e a maioria dos meus amigos eram de igreja como eu. Não cheguei a ter a famosa "fase de rebeldia" adolescente, sempre tive receio de causar problemas aos meus pais, por isso procurava andar sempre na linha. Às vezes quando recordo dessa época, me pergunto como minha vida teria sido se eu tivesse me "soltado" mais, sido mais contestador, mais rebelde. Provavelmente teria me envolvido com coisas ruins e pessoas ruins, mas a verdade é que eu nunca saberei...

THIAGO DOS SANTOS

Nem tudo foi assim tão mau

Dizem que a adolescência começa aos 13 anos. A minha começou logo ao ter que ir viver em outra cidade com o meu irmão e os meus pais.

Não fui para muito longe, fui para uma cidade a quarenta quilômetros ao norte de Aveiro, chamada Oliveira de Azeméis. Mas naquele tempo só poderíamos escrever ou telefonar, com algumas limitações normais àquela altura. Embora viéssemos passar o fim de semana na nossa casa de Aveiro, em pouco tempo perdi o contacto com todos os meus colegas que tinha andado a estudar até então.

Por esta altura já não dava para ver que eu era gago e isso deixava-me um pouco mais descansado e descontraído quando convivia com outras pessoas, mas sempre com altos níveis de ansiedade e medo de algo não correr bem durante a conversa.

Mudei-me quando estava a começar o sétimo ano, mas desta vez eu e o meu irmão ficamos em turmas separadas. Durante uma semana. Mais uma vez, os meus pais resolveram arranjar a maneira de ficarmos na mesma turma e assim foi.

Tudo isto ao início causou-me muito estresse, estava a ir para um sítio onde ia ter de começar tudo de novo. Nada seria como antes. Mas, ao contrário do que pensava, tudo seria muito diferente, mas para muito melhor.

Aqui ninguém conhecia o meu passado, eu estava a ter uma oportunidade de começar tudo de uma forma diferente. E durante os três anos que morei aqui não tive qualquer problema. Os meus dias eram simples e sem estímulos negativos. Vivíamos numa casa no meio de uma zona muito arborizada e dentro do perímetro da fábrica onde o meu pai trabalhava. Os vizinhos mais próximos que tínhamos ficavam a quinhentos metros de nossa casa e eram mais velhos. Brincava sempre só com o meu irmão e a maior parte do tempo fazíamos caminhadas no meio da natureza a tentar observar animais e a nadar no rio Caima, que passava mesmo por trás de nossa casa. Aqui passei um bom tempo, nunca tive problemas na escola e, apesar de a casa estar um pouco isolada, eu vivia muito calmo e feliz. Quando não estava a brincar com o meu irmão, normalmente estava a ler coisas sobre a mente humana. É verdade, tenho interesse por algo mais espiritual há muitos anos. Desde muito cedo que me sentia ligado a algo muito superior, e embora não tivesse o conceito de espiritualidade, sempre tentava seguir os conselhos de Deus que tinha aprendido na igreja.

Ao fim de três anos, tanto eu como o meu irmão, que ainda andávamos na mesma turma, tínhamos de escolher a área vocacional para seguir a partir do décimo ano. Aqui escolhemos áreas diferentes e fomos parar a escolas diferentes.

O curso que escolhi era numa escola em Aveiro e o do meu irmão numa cidade a sul de Aveiro. Voltamos para a nossa casa de Aveiro. Só que eu já não conhecia ninguém. Iria começar tudo de novo, mas desta vez estava otimista porque da última vez que isto tinha acontecido tinha sido muito bom.

Quando comecei o décimo ano de Técnico Profissional de Eletrônica, tudo foi diferente, mas desta vez para pior.

Entrei numa turma com alguns alunos repetentes e a grande maioria era extrovertida ao máximo e só rapazes. Aqui correu muito mal. Estava a chegar de um meio mais calmo e humilde, aqui tudo era muito violento para mim. E com um tipo de violência que eu nunca tinha visto antes. Eu não tinha qualquer ideia de como lidar com tudo isto. Não conseguia reagir às provocações ou outro tipo de situações por muito vulgares que elas fossem. Passava o dia todo superestimulado e com muita ansiedade.

Ficava o tempo todo calado e no meu canto, mas isso foi alvo de gozo e muitas bocas ofensivas, *bullying* nos dias de hoje. Mas tudo isso piorava quando se tinha de falar de "miúdas". Eles falavam de um modo muito agressivo e ofensivo, usavam uma linguagem que eu não conseguia usar. Os termos que eles usavam deixavam-me retraído, muito tímido e sem jeito. Nestas alturas não conseguia falar e não ficava muito bem "fugir", então ficava ali em contínuo sofrimento a pedir o tempo todo a Deus que me tirasse dali o mais rápido possível. Tudo isto foi escalando a um ponto em que eu tinha alguma dificuldade em estar atento nas aulas porque o meu cérebro estava o tempo todo a pensar como seria o próximo intervalo. Passava as aulas a tentar arranjar soluções para todas as situações que tinha vivido e tentar criar novas para que, como em um *déjà-vu,* eu pudesse responder rápido e de acordo com as vontades desses meus colegas, que eram como uns heróis para mim pela sua descontração em tudo. Tudo isto estava a criar em mim uma insegurança enorme ao ponto de quando aparecia uma miúda para falar com alguém do meu grupo ou comigo, tudo desabava, tinha medo, não sabia o que fazer ou dizer. Eu não era como aqueles meus colegas extrovertidos que, para mim, já pareciam homens adultos, convictos de tudo e que sabiam, não sei como, estar à vontade com qualquer pessoa. Eu não era assim, eu quase morria de ataque cardíaco quando alguma pessoa que não conhecia chegava perto de mim e começava a falar. Eu não era como eles, eu não me sentia normal.

Tudo isto só melhorou quando três colegas da turma começaram a falar mais comigo e a defender-me quando alguém começava a implicar ou a gozar comigo. Não será necessário dizer que não consegui passar de ano.

No ano seguinte, outra vez no décimo ano, as coisas começaram melhor. Toda a minha turma era nova e eu era o único repetente, era o "gajo" que já conhecia os cantos à casa. Nesta turma já não havia tanta violência no modo como se tratavam uns aos outros. Mas nesta turma não eram só rapazes, agora tínhamos uma rapariga. Ninguém tinha coragem de falar com palavrões ou estar a falar de "gajas" de uma forma tão descontraída. Agora parece que as coisas iam ficar melhores. E ficaram.

Os meus três amigos do ano anterior criaram um grupo chamado "Irmandade" e eu fui convidado para fazer parte. Grupo esse que fomos adicionando novos amigos até atingir os treze elementos. Fomos perdendo elementos ao longo dos tempos, mas atualmente ainda nos encontramos. Agora tinha a minha turma com a menina, um dos colegas era meu vizinho e o meu grupo de rapazes do ano anterior.

Nesta minha nova turma, tudo começou na primeira aula do ano durante a apresentação uns aos outros pela primeira vez. Estávamos todos de pé em volta das bancadas de eletrônica e foi aqui que vi, pela primeira vez, a minha coleguinha nova. Olhei e fiquei apaixonado, logo, no mesmo segundo que a vi. Agora estava apaixonado e não tinha coragem de falar com a rapariga. Numa turma só de rapazes e com uma rapariga, o que aconteceu? Todos os rapazes começaram a disputar a rapariga. Eu que não era normal, não podia fazer nada. Eles eram todos melhores que eu, até porque eram extrovertidos e sabiam falar com raparigas. Deixei as coisas andarem. Se for para ser meu, haveria de chegar a mim. Esta frase era sempre a minha desculpa.

Eu estava mesmo apaixonado. Tinha que fazer algo para falar com ela e ficar mais próximo. Mas a disputa dos meus colegas de turma continuava. Acho que durante a primeira semana todos tentaram se sentar na mesma secretaria que ela. Exceto eu, que tinha medo só de pensar que isso poderia acontecer sem querer.

Enquanto os meus colegas passavam os intervalos a se dar a conhecer a rapariga da turma, ia-me divertindo com os meus colegas do ano anterior.

Até fevereiro ou março, eu não tinha criado grande amizade com ela, mas estive sempre atento. Até ao dia em que quis ir almoçar fora da escola e perguntei aos meus colegas que estavam ali perto se alguém queria ir almoçar comigo. Só ela é que respondeu.

– Se insistires muito até te faço companhia! – disse ela.

– Quantas vezes tenho de insistir para ires? – perguntei eu.

– Umas três devem chegar... – disse ela. E foi isso que eu fiz.

– Queres almoçar comigo?

– Queres almoçar comigo?

– Queres almoçar comigo?

– Ok. Estou convencida. – disse ela a rir.

Fomos almoçar e começamos a falar de tudo, mas mais sobre os nossos colegas e tecnologia. Depois deste inesquecível almoço, tudo começou a fluir de forma diferente. Desde esse dia comecei a ter uma proximidade diferente com ela e até fiquei mais próximo que todos os outros. Ela disse-me que eu tinha chamado a atenção por ter sido o único na turma que nunca tinha me dirigido a ela para conversar. Começamos a partilhar os nossos gostos e também coisas que não gostávamos tanto. Eu tinha a minha autoconfiança a subir e em simultâneo a minha popularidade na turma também ia aumentando. Até que dois meses depois começamos a namorar.

A partir daqui tudo mudou de uma forma muito radical.

Tinha namorada e um grupo de bons amigos. A namorada aceitava que eu tinha que ter o meu tempo com os amigos e o tempo com ela.

Agora já me sentia normal, até porque estava a namorar com a única miúda da turma. Isto fez crescer ainda mais a minha autoconfiança e o meu à vontade com as pessoas em geral. Em pouco tempo eu passarei a ser extrovertido. É mesmo verdade, passei a ser extrovertido.

O namoro durou um ano e meio e foi uma experiência única de respeito mútuo, confiança, liberdade, amor e felicidade. Tanto que 25 anos depois, eu já com 44 anos e ela com 41 anos, voltamos a namorar por mais dois anos.

Com o meu grupo de amigos, a Irmandade, foi sempre divertido. Nós tínhamos personalidades e princípios muito parecidos, o que fez com que passássemos muito tempo juntos a fazer as coisas mais loucas. Tudo sem álcool e sem perturbar a paz das pessoas que nos rodeavam ou faltar ao respeito de alguém. Tudo isto durante o resto do curso.

Em relação aos meus colegas do ano anterior nada mudou. Nunca tive grande proximidade com eles até ao final do curso. Mas todo o resto estava a correr muito bem, agora sentia-me feliz e completo.

E, o melhor de tudo, já me sentia normal.

PEDRO CAETANO

A dura tarefa de tentar se encaixar

Definitivamente algo que teria me ajudado muito a atravessar a minha adolescência com mais serenidade seria conhecer o traço da Alta Sensibilidade.

Este é um período complicado para qualquer pessoa, entramos crianças e saímos quase adultos e, entre uma coisa e outra, passamos por muitas transformações corporais, emocionais e a nossa própria formação como indivíduos. Para os altamente sensíveis tudo é amplificado, as inseguranças, os pensamentos, e os efeitos dos traumas que carregamos da infância.

Um sentimento que marcou muito este período em mim foi a sensação de ser diferente. Eu não conseguia me encaixar em lugar nenhum, em nenhum grupo. Apesar de ser muito quieto e tímido, não me encaixava no padrão das crianças assim. Não era estudioso, apesar de tirar sempre ótimas notas, e ao mesmo tempo eu era criativo, bom em esportes e gostava de estar no meio da bagunça.

A minha infância foi bem complicada, cresci em um lar muito conflituoso, brigas constantes, pouca conversa e acolhimento. Palavras duras entre meus pais e também comigo me marcaram profundamente, cresci sem poder me expressar, me sentindo culpado por me sentir sempre errado e sempre fora do lugar.

Cheguei na adolescência sem saber quem eu era, me achava muito estranho e não sabia como me portar. Uma estratégia que usei muito foi imitar os outros, meus amigos ou aqueles que eu achava que estavam se comportando como todos esperavam, eram populares, ou tinham sucesso na escola. Quando estava em um grupo, eu tentava fazer com que a minha própria identidade fosse a do grupo, assim eu não teria problemas de aprovação.

Só que essa estratégia não funcionava quando eu estava sozinho com outra pessoa, por isso, a intimidade para mim sempre foi muito assustadora. Não conseguia ter conversas profundas com nenhum amigo e isso dificultou muito em ter relacionamento com as garotas também.

Quando confrontado com estas situações, eu fugia, ficava extremamente desconfortável e depois me sentia péssimo.

Eu sentia algumas coisas mais profundamente e também refletia bastante sobre tudo, não conseguia fazer aquilo que não fizesse sentido para mim, me sentia mais adulto, mais maduro do que meus amigos, demonstrava mais empatia com as outras pessoas. Isto se demonstrava em como eu nunca consegui brigar, ou alimentar a rivalidade com outras turmas, e também na relação com as mulheres. Eu não gostava de pornografia, não as via como um objetivo que tivesse de cumprir, mas as admirava e alimentava sonhos românticos e platônicos e isso me fazia sentir mais diferente e incompreendido.

A relação com meus pais nesta fase era desafiadora, porque eu comecei a questioná-los e isso os incomodava mais e se tornavam mais agressivos. Tentei escrever cartas dizendo o que eu sentia, como me machucava a forma que a nossa família funcionava, mas nada adiantava, as coisas só pioravam.

Algumas atividades me ajudaram a atravessar esse período e uma delas foi o esporte. Eu sempre gostei de praticar esportes, futebol, vôlei, basquete, gostava de todos. Eram momentos em que eu podia brincar, não tinha a necessidade de fingir ser ninguém e a atividade física sempre me fez muito bem. Eu conseguia jogar relativamente bem todos os esportes.

O único problema era quando o esporte deixava de ser brincadeira e virava competição. Quando isso acontecia, eu não conseguia mais jogar, ficava tão preocupado em não errar, em fazer a coisa certa, achava que seria punido e humilhado se falhasse e eu sofria apagões, não conseguia mais jogar. Isso foi piorando conforme fui ficando mais velho.

Então eu me afastei das competições, o que me deixava frustrado, pois eu sabia que tinha habilidade para me destacar, mas não abandonei o esporte, principalmente o futebol. Jogar com um grupo de amigos no qual eu me sentia seguro e sem competição foi fundamental para manter a minha saúde, sanidade e extravasar toda a pressão dessa época; eu jogava todos os finais de semana.

Ter um grupo de amigos, mesmo que pequeno, no qua a gente se sinta um pouco acolhido, um pouco visto, um pouco seguro, é fundamental.

Eu consegui isso na escola e depois com um grupo de amigos na rua.

Quando estava com eles eu era criativo, me abria mais para fazer brincadeiras, contar piadas, criar coisas novas. Mesmo em um período tão desafiador tive momentos felizes com eles.

Eu gostava muito de livros, ler sempre foi meu refúgio e me lembro que na época da adolescência comecei a ler livros com temas espiritualistas. Era o auge do Paulo Coelho e da nova era, e isso me fazia bem, pois quando estava lendo sobre estes temas me sentia conectado com algo maior que eu, algo além do que eu podia ver ou tocar; isto elevava a minha alma, me enchendo de energia e esperança.

A música também sempre foi um dos meus refúgios. Na minha casa, desde cedo na minha vida, ouvia os discos do meu pai, como Chico Buarque, Elis Regina, Vinicius de Moraes, Beatles, entre outros, essas músicas sempre me tocaram. Quando estava em casa, sozinho, eu colocava estes discos e me sentia em êxtase ao ouvi-los.

Eu não conhecia ninguém da minha idade que ouvia este tipo de música. Eu não tinha com quem compartilhar, conversar e até tinha vergonha (essa mania que temos de achar que sempre estamos errados em fazer ou sentir algo).

Com o tempo, fui ficando mais ansioso e comecei a fumar, algo que dificilmente escaparia, pois meu pai e avô eram fumantes. Este vício me acompanhou por quase 15 anos e foi justamente quando parei de fumar, muitos anos mais tarde, que a minha vida se transformou, abrindo espaço para a ioga e meditação, que foram fundamentais para me trazer o equilíbrio para a minha vida.

Por não conhecer nossas características e pessoas parecidas com quem conversar, acabamos adotando algumas estratégias para pertencer e nos amortecer, que não só não resolvem nosso problema, como criam outros e uma delas foi a bebida. Comecei a beber por volta dos 14 anos e no começo meu corpo não aceitava: eu sempre vomitava e passava mal. Mas insisti, afinal, todos os meninos da turma bebiam e eu não queria ser "o" diferente.

Quando bebia eu também me sentia menos ansioso, com mais coragem para falar e principalmente me aproximar das meninas. Mas só funcionava até chegar perto da intimidade, aquele lugar sombrio em que eu não conseguia estar.

Depois de beber, eu sofria muito com um efeito rebote, em que meus pensamentos me perseguiam, com um arrependimento muito grande por ter bebido, por algo que eu tinha feito ou falado e muita vergonha por passar mal (o que era bem comum). Este é outro vício que também demorei para me livrar.

O problemas dessas estratégias é que elas nos afastam de descobrir pessoas que podem nos ajudar, pessoas como nós que estão por aí, vivendo a vida de forma diferente.

No meu tempo de adolescente não havia internet ou redes sociais, tudo era mais difícil. Hoje é possível se conectar a outras pessoas e grupos de jovens altamente sensíveis, ter amizade com alguém que te compreenda pode ser um grande diferencial nesta fase em nossas vidas, afinal somos seres gregários e também nos construímos por meio das relações positivas.

FÁBIO AUGUSTO CUNHA

Menino velho

Apesar das constantes gripes, garganta inflamada, dor de dente e alergias que machucavam minhas mãos e pés, sobretudo no inverno que era seco e havia muita poeira, sempre fui um garoto ativo. Aquela combinação de terra e frio era fatal para mim. Vivia com os pés, canelas rachadas, chegava até sangrar.. Nada disso me incomodava tanto quanto o fato de ser perseguido.Não sei o porquê, mas sempre alguém encrespava comigo. Em casa eu era o negro metido. Talvez pelo fato de eu ser um dos mais morenos e gostar de estar sempre limpinho, arrumadinho. Me consideravam um pouco exigente — o certinho. Na rua sempre me via em alguma confusão. Sempre tinha garotos querendo brigar comigo e algumas vezes tive que brigar mesmo. Aquilo era tenso demais pra mim, era brigar ou apanhar. Tinha medo, mas não queria ser o "bundão". Sempre tive que defender minhas convicções e opiniões.Algo que já me incomodava era o fato de que, nas discussões em casa, sempre falava algo que fazia minha mãe chorar. Ficava mal com aquilo. Posteriormente, foi minha irmã mais velha a vítima e continuou depois com a esposa.

Sempre refleti sobre o porquê daquilo, a intensidade nas discussões, as convicções. Acredito que as discussões não foram feitas para mim. Não gostava de perder tempo com aquilo e logo dizia algo forte, algum ponto fraco da pessoa era lembrado ali e com isso as machucava e faziam-nas chorar. Havia paixão intensa em meus pensamentos e sentimentos, mas não havia ternura, nem musicalidade em minhas palavras. Já percebia o poder destruidor das palavras.

Sempre fui um garoto mais responsável, tirado de adulto. Sempre me senti mais velho. Procurava sempre cumprir minhas obrigações e, como sempre, bem rápido. Sempre fazia algum favor para algum adulto, comprar algo no armazém, entrar pela janela quando perdiam a chave da casa. Essa era a vantagem de ser raquítico e pequeno. Isso tudo me fazia sentir um garoto esperto e obediente. Procurava não fazer "coisas erradas". Conseguia suportar a vontade de roubar frutas na chácara. Vez ou outra que fiz isso e me autocondenava, tinha uma enorme autocrítica, me arrependia e depois, nas minhas confissões, sempre lembrava desses pecados.

Sempre observava e tentava imitar os mais velhos. Acho que isso me fez envelhecer antes da hora.

No caminho para o colégio, havia um restaurante e me fascinava. Gostava de passar em frente e observar bem lá dentro do recinto. Um local que nos remetia ao interior, roça. Tinha os móveis em madeira rústica, mesas enormes e pesadíssimas feitas com madeira bruta. Tinha cheiro de fumaça, o que nos dava a certeza de que havia o fogão de lenha sempre aceso.

Podia identificar o prato do dia quando passava porque o cheiro de carne cozida era inconfundível, além do barulho da panela de pressão que não passava despercebido a alguns. Comida feita com gordura de porco, comida gorda saborosíssima. Nunca almocei no restaurante e sempre ficou aquela vontade.Admirava também o senhor que cuidava do local, acredito ser o proprietário. Um senhor que lembrava um avô. Homem com semblante sério, bigode grosso, calvo, mas que se dirigia a cada cliente com uma educação e ternura que encantavam. Tinha jeito de sábio, mestre.

Observava tudo aquilo, aquele senhor, e via como queria ser quando ficasse mais velho.

Tornei-me um jovem muito sério e às vezes isso me incomodava. O sorriso era coisa rara. Talvez a própria personalidade ou os dentes defeituosos me levavam a não sorrir tanto e isso tornava mais sério o meu semblante.

Um pedido a Deus

Um belo dia de aula, estava na sexta série, a professora me chamou e pediu que eu descesse até a diretoria. Aquilo me deixou preocupado porque descer até a diretoria era pra ser chamada minha atenção por algo de errado que tivesse feito. Era o mais comum. No entanto, nesse dia fui chamado porque meus irmãos tinham ido até a escola e estavam pedindo a minha liberação porque meu avô havia falecido e tínhamos que ir até a casa dele.

Estávamos na casa do meu avô e aguardávamos o momento de irmos para o enterro. Percebi que algumas pessoas bebiam, era costume encherem a cara nos velórios. Não tinha muita noção da situação, o porquê de beberem se era um momento tão triste. Pensava que as pessoas bebiam para comemorar e festejar em momentos felizes.

O tempo ia passando e chegou o momento de tomarmos o ônibus que nos levaria ao cemitério. O motorista já havia andado bastante e minha mãe passou mal. Ela desmaiou e ficaram tentando reanimá-la, mas não conseguiram. Desceram e colocaram ela em um carro e levaram-na para um hospital. Aquilo foi muito forte pra mim. O clima não era dos melhores. Tinha minha mãe como protetora e, naquele momento que a vi desmaiar e sendo carregada, fiquei apavorado e tentando não demonstrar fraqueza. Fiquei em silêncio e fazia oração. Naquele dia, pedi a Deus que não deixasse minha mãe morrer. Disse a Ele que eu ainda era pequeno e precisava dela. Até fiz um acordo com Deus e pedi a Ele que não a levasse e que esperasse eu crescer um pouco mais. Quando eu tivesse por volta de 25 anos, já adulto, Ele podia levá-la.

Aconteceu o enterro do meu avô e depois tive a notícia de que minha mãe estava de repouso e estava bem. Agradeci a Deus por ter poupado minha mãe e assim eu não precisaria ficar sem mãe, já que meu pai já estava ausente. Deus atendeu minha oração. Presenciei minha mãe passar mal diversas outras vezes durante minha adolescência, mas já estava crescendo e fui entendendo.Ela tinha problemas de coração. Sabia que não podia contrariá-la e sempre lembrava disso. Sabia das dormências que ela sentia do lado esquerdo e logo tratava de deixar um bicarbonato para dar a ela com água morna. Diziam que podia evitar um infarto. Sabia dos remédios que ela tomava e o principal era o Isordil que tantas vezes ela me pediu para colocar embaixo da língua, nos momentos de crise que sentia que ia desmaiar.Foi muito difícil quando ela teve um derrame e aquilo paralisou o lado esquerdo dela, deixando-a impossibilitada de andar temporariamente. Felizmente, ela era muito guerreira e, com toda dificuldade em tomar o ônibus, fazia fisioterapia, corria atrás dos papéis para o tratamento e as licenças médicas junto ao INPS. Lembro de ter dormido algumas vezes na fila para conseguir a senha para ela consultar. Foi um período difícil, mas ela tinha uma força de vontade muito grande para ir fazer o tratamento. Ela tinha uma alegria no olhar que era encantadora. Mesmo com tanto sofrimento não deixava de sorrir. Lembro que levávamos ela em um homem chamado sr. Anibal: ele era um curandeiro, fazia umas orações e chás para ela como um tratamento alternativo. Minha mãe ainda não estava andando e nós a carregávamos em um carrinho de mão e às vezes num carrinho de caixote até o sr. Anibal. Muitas vezes ficava envergonhado com aquela situação, mas o amor e carinho por ela falavam mais alto e seguia em frente. A fé da minha mãe era tão grande que, com o passar do tempo, foi melhorando. A fisioterapia, orações, tratamento alternativo, tudo contribuiu para sua melhora.Já estava superada aquela fase, mas o derrame deixou a sequela de uma perna ter ficado menor. Então ela usava um aparelho na perna, usava uma bengala e seguiu firme. Passado algum tempo, ela começou a sentir fortes dores abdominais. Ao fazer os exames, detectou um câncer no cólon do útero. Esse foi um período muito triste. Pelo menos foi rápido.

Ela fez tratamento com remédios, mas precisou fazer quimioterapia. Ela sentia fortes dores e pude perceber várias vezes ela tentando ser forte e não deixar a gente triste com aquilo tudo. Segurava para não chorar. Revezávamos em estar no hospital com ela. Lembro que nos últimos dias ela não comia nada além de uvas. Colocava uvas na boca dela e ela aceitava. Pude passar aquele momento com ela e isso me conforta.

Eu trabalhava e o ponto de ônibus que me levava ao trabalho estava próximo ao hospital em que ela estava internada. Aquele dia não era o dia de eu passar com ela, estava indo pro trabalho, mas, ao passar próximo do hospital, senti algo me chamando para ir até lá e comecei a ir em sua direção, quando vi minha irmã vindo ao meu encontro dizendo que nossa mãe havia falecido. Era dia 9 de abril de 1997, o ano que eu completaria 26 anos, mas ainda era mês de abril e eu ainda estava com 25 anos, a idade que havia pedido a Deus que Ele pudesse levá-la.

O bom menino

Sempre fui mais solitário, mesmo tendo muitos irmãos e irmãs, colegas de brincadeiras, escola. Gostava dos momentos em que estava só. Podia pensar muito e viver meus pensamentos. Eles não tinham fim. Por mais que eu brincasse, interagisse com colegas, ficava na rua quase o dia todo, eu sempre me sentia só. Talvez era o meu silêncio que me fazia sentir assim. Ou, quem sabe, era Deus o meu maior amigo? Nos momentos de quietude eu pensava muito em Deus.Algo que percebia em mim era o fato de eu querer saber as coisas. O conhecimento sempre me atraiu. Gostava muito de ler desde cedo. Lembro que no segundo ano de grupo, li, inteiro, meu primeiro livro, *Confissões de um vira-lata*, de Orígenes Lessa. Que saudade!! Gostava de saber e as aventuras dos livros me fascinavam. Isso era fácil pra mim porque eu era solitário. Muitas vezes senti vergonha de gostar de ler, me sentia diferente da maioria dos garotos.

Lembro de uma vez ter ganhado elogios da bibliotecária por ser o garoto que mais pegava livro emprestado.

Gostava também de praticar esportes. Em todas as modalidades eu estava lá. Era corrida, vôlei, handebol (esse eu não gostava), futebol, jogos de tabuleiro, nadar, tudo eu fazia. Não era excelente em todas, sempre fui mediano. Acho que no futebol me dei melhor que todas.

Gostava muito de música também, todos os estilos. Ouvia música internacional por influência dos irmãos mais velhos, MPB, rock progressivo, românticas. Minha mãe me ensinou a gostar de Roberto Carlos. Depois fui selecionando o que gostava e percebi que gostava de tudo, nacional e internacional. Desde o samba até as italianas românticas e melosas.

Sempre gostei de violão, mas nunca tive disciplina para aprender. Aprendi o básico e sempre toquei pra mim mesmo, afinal, a vergonha era muita. Era tenso tentar cantar e tocar sabendo que tinha alguém me olhando. Sentia que estavam me avaliando e não saía nada.

RAMON BENEVIDES

A escola

A vontade de aprender coisas novas e a curiosidade por assuntos com temáticas um pouco avançadas para a sua idade eram sentimentos muito presentes na vida daquela criança. Os livros escolares e os atlas geográficos da irmã mais velha eram sempre consultados para tentar mitigar a sede de conhecimento desse distinto menino. Devido às limitações de acesso à cultura e tecnologias que sua condição social o impunha, a única alternativa que lhe parecia viável para sanar esses anseios era a almejada entrada na escola. A isso se juntava a expectativa do novo e o medo de não conseguir aproveitar todo o conhecimento que aquele incrível lugar poderia lhe oferecer.

A realidade, porém, não foi tão rica e bela como ele imaginava. A escola não era apenas um lugar de cultura e educação, era também um ambiente de convívio social intenso, de novos desafios de conduta e, assim como na vida, de muitas injustiças.

As primeiras semanas foram muito difíceis para ele. A saudade dos familiares se somava ao receio do contato com pessoas estranhas, em que tudo era diferente do que ele estava acostumado. As mãos permaneciam gélidas do começo ao fim das aulas e os sentimentos negativos acabavam por sufocar aquela experiência que foi tão aguardada por ele. A frustração era apenas uma das emoções que permeavam aquela mente tão amedrontada. O contexto de uma escola pública se distinguia muito da ideia que ele possuía de um ambiente escolar, pois imaginava que tudo seria como as escolas da televisão nas quais existiam professores e profissionais de educação dedicados, laboratórios de ciências, grandes bibliotecas, ginásio poliesportivo e o principal: todos eram amigos e se davam muito bem em prol do essencial que, na opinião dele, era o "saber".

A sociedade impõe para a vida de um homem, desde a infância até sua velhice, contornos de competição e violência, pois ela acredita que estas são características inerentes ao ser masculino e, por isso, se o indivíduo não as tem deve buscá-las e assumi-las para si como forma de ser aceito e referendado como parte desta mesma sociedade.

E na escola, como um microuniverso comunitário, não é muito diferente. Ainda mais num contexto em que a vulnerabilidade social se mostra tão presente como num colégio público num bairro periférico. A lei do mais forte é a que rege a dinâmica daquele ambiente. Essa força pode ser tanto física quanto moral. Moralidade contextualizada àqueles parâmetros entendidos como éticos naquele determinado sistema psíquico coletivo, e é ela quem define as regras e condiciona os limites do que pode e o que não pode naquele meio.

A verdade é muito dura e chocante para aqueles que não se encaixam nessas regras, a convivência no chamado "mundo real" se torna extremamente tóxica e perversa para os mais sensíveis. A dificuldade de se impor e o medo de se envolver em situações novas acabam por construir uma imagem de fragilidade perante os demais, o que torna o cotidiano ainda mais tenso e conflituoso.

As amizades para aquele garoto eram muito raras, pois era complexa a tarefa de encontrar outras crianças que dividissem as mesmas afinidades. Numa tarde de férias da escola, uma vez ele assistiu na TV um episódio da animação *Gasparzinho, o fantasminha camarada*. Naquele contexto fictício, o protagonista da história vivia à procura de amigos pelo fato de se sentir muito sozinho e não se entender com os demais fantasmas da sua família. Nessa aventura em especial, o personagem Gasparzinho encontra Alfredo, um garotinho que morava sozinho em uma casa apenas na companhia dos pais, e, por fim, eles acabam desenvolvendo uma amizade no decorrer dos acontecimentos. O menino após assistir à história passou a refletir sobre o que aprendeu daqueles possíveis ensinamentos, concebeu que ter amizades é bom e que amigos são importantes para a vida, mas, ao mesmo tempo, começou a analisar os personagens e a perceber como se sentia empático em relação a eles, e como a conduta e postura deles lhe apresentavam-se tão agradáveis. Ao mesmo tempo, notou que os personagens não se pareciam em nada com as crianças reais com as quais mantinha convívio, tanto na escola como na vizinhança, e as coisas começaram a ficar sem sentido para ele, pois se a ficção se baseia em muito na vida real, por qual razão ele não poderia ter amigos semelhantes àqueles da TV, tão simpáticos, generosos e coerentes com o que se espera de um amigo?

O tempo se passou, aquele menino cresceu e já era um adolescente. Contudo, os problemas permaneceram ou, pior, se agravaram. O mundo continuava sem sentido para ele. As crianças de ontem eram os adolescentes de hoje que continuavam sem profundidade, sem reflexão e na visão particular dele: voláteis e imaturos com raríssimas exceções. Talvez essa opinião que ele carregava sobre os outros escondesse uma certa avidez em relação aos demais, pois percebia como os outros levavam a vida com leveza e despreocupação, algo praticamente impossível para ele naquele momento, porém sempre teve a fé de vivenciar dias melhores. Desde a sua infância, quando observava as crianças correndo e se divertindo, sabia no seu interior que não era como elas, apesar de se esforçar para se misturar e se tornar apenas mais um naquele universo de tantos, ele só queria ser "normal" ou, pelo menos, agir e pensar como o que era pregado como normal. O decorrer dos anos só confirmou o que ele já sabia, pois, a adolescência, a fase da vida tida por muito como a mais difícil, só deu contornos mais nítidos para aquela personalidade tão dissonante, que externalizava introversão junto a uma certa mansidão, mas que encobria intrinsecamente um pensar extremamente inquieto e pujante.

No final do ensino médio, ele já não era aquele aluno que tanto se destacava pelas boas notas alcançadas ao longo dos anos de estudo, pois nessa época já trabalhava durante o dia e as aulas noturnas eram como penitências a serem cumpridas, pois estava tão cansado e sem energia que sua presença em sala era praticamente despercebida. Certa vez a professora de literatura estava comunicando as notas aos alunos da classe e, quando chegou a vez dele, ela foi enfática ao dizer que apesar de ter a consciência de que ele tivesse muito potencial a oferecer, ele não era um aluno "A" e sim um aluno "D". E complementou, afirmando que muitos ali daquela mesma turma eram nota máxima, mesmo com uma intelectualidade aquém do esperado, pois tinham participação e cooperação, algo muito difícil para aquele adolescente retraído e de autoestima e amor-próprio tão apequenados e combalidos diante do seu olhar sobre a vida. Ele refletiu muito sobre aquele discurso, pois apesar das duras palavras, ele conseguiu extrair algo bom daquela declaração, pois entendeu que tinha algum valor, mas que precisava trabalhar isso interiormente.

Passados alguns dias, aquela mesma docente anunciou que haveria um concurso de poesias no colégio. O jovem rapaz não se empolgou muito e pouco valor deu àquela notícia, contudo, antes de finalizar o pronunciamento, a educadora mencionou que haveria uma premiação para as três melhores poesias, porém não informou qual seria o prêmio. Isso fez com que ele se interessasse no assunto, pois imaginou que pudesse ser agraciado com um tão sonhado computador, caso ficasse entre os primeiros colocados. Num dia de semana qualquer, ele se sentou na mesa da cozinha, onde a mãe ainda preparava o jantar para a família, e, em meio aos sons da panela de pressão que preparava o feijão e dos alhos sendo fritos que dariam tempero ao arroz, ele comentava com aquela que lhe deu à luz o que pretendia fazer. E o tema escolhido foi uma crítica ao Carnaval, nada mal para uma família evangélica neopentecostal daquela época. Fez um rascunho a lápis ali mesmo e, no dia seguinte, ajustou algumas ideias no papel, passou a limpo, transcreveu e imprimiu na biblioteca da escola e logo após entregou a professora, já na sala de aula.

Chegado o esperado dia, o garoto estava muito curioso para saber quem havia ganhado o concurso e alimentava moderadamente a expectativa de ficar, ao menos, entre os três primeiros lugares. Um escritor famoso e renomado estava na escola para discursar e entregar o prêmio aos vencedores. Era o jornalista e publicitário Domingos Pellegrini Júnior, que havia atravessado a cidade para chegar àquela longínqua comunidade acadêmica na periferia da zona norte do município.

Anunciados o terceiro e segundo lugar, a confiança daquele singelo jovem já havia se esvaído, porém, como já estava ali, permaneceu para ouvir quem tinha conseguido fazer a melhor poesia. E para a surpresa de todos, inclusive a dele, o seu texto tinha sido o escolhido. Foi um dia muito feliz para aquele rapaz, o prêmio não era o que ele esperava, nada mais do que três livros de literatura clássica e uma parabenização pública junto a um aperto de mão do Pellegrini. Mas a lição foi para a vida e, apesar dos vários insucessos que o destino havia lhe reservado, o garoto lá no fundo sempre acreditou em si mesmo e nunca mais deixou que a esperança o abandonasse.

FELIPE FRAZÃO

Sensibilidade em ascensão

"É que a gente quer crescer, e quando cresce,
quer voltar do início, porque um joelho ralado,
dói bem menos que um coração partido."
"Era uma vez", KELL SMITH

É na pré-adolescência ou adolescência que muitas questões vão tomando corpo. Foi aos 11 anos que Júnior se apaixonou fortemente por Lúcia (nome fictício da primeira menina em que se relacionou). Ela era uma menina doce, meiga, uma garota que fazia Júnior suspirar, sempre que a via. Foram quase dois meses de uma paixãozinha avassaladora. O que Júnior queria era ficar o tempo todo perto de Lúcia, sua grande amada. Só que logo as férias de Lúcia acabaram e ela teve que voltar para a casa, deixando Júnior desolado, com muitas saudades, pois havia vivido cada momento de forma bem intensa, aliás, intensidade essa muito comum na vida de pessoas que possuem maior capacidade de sensibilidade.

E a saga de Júnior continuava, cada vez mais ele foi se vendo meio deslocado no mundo, sentindo-se diferente de tudo e todos. Não conseguia xingar palavrões, como outros meninos xingavam. Não conseguia ter um olhar tão fixante às mulheres, em um aspecto mais carnal, tão comum a tantos homens. Parece que conseguia sentir empatia nesse aspecto, conseguia entender que algumas mulheres não gostariam de perceber tais questões.

Apesar de gostar de futebol, Júnior não era tão habilidoso, e se sentia um pouco desconfortável por esse motivo, o que acabou culminando na desistência em jogar bola com os seus amigos. Aliás, Júnior se sentia meio que deslocado quando, por algum motivo, tinha que exercer alguma atividade típica masculina, como jogar bola, praticar algum tipo de luta ou outras questões similares, pois se sentia com pouca habilidade para tal feito. Entretanto, isso não queria dizer que Júnior era menos homem que os demais ou que fosse de alguma outra orientação sexual. A questão é que para homens com maior sensibilidade é difícil se encaixar em uma sociedade culturalmente moldada de forma rígida, o que pode levar esse perfil a sofrer preconceito, o que até mesmo aconteceu, em alguns momentos, com Júnior.

Na juventude, Júnior não saiu muito com amigos para baladas e coisas similares. Começou a frequentar uma igreja e teve um bom relacionamento com os amigos que fez lá. Optou por socializar mais com os amigos dessa igreja. No entanto, foi percebendo que a solidão, ou melhor, solitude, fazia-lhe bem, pois eram momentos positivos, no qual teve oportunidade de descarregar tamanha informação que era captada pelos seus sentidos. Por conta disso, alguns o consideravam tímido ou quieto, embora não fosse de uma forma completa.

Isso não significa que toda pessoa altamente sensível será introvertida, com poucos amigos, que deseja lugares mais calmos, com poucas pessoas. Esse retrato está longe de ser uma regra geral. Talvez, a maioria das PAS sejam assim. Entretanto, apesar da convergência de traços, não se pode esquecer que cada ser é único, dotado de suas particularidades. Ou seja, as pessoas com maior sensibilidade são, ao mesmo tempo, plural e singular.

Por fim, é oportuno informar que Júnior passou por situações difíceis na adolescência/juventude, o que acabou levando-o a um quadro de pré-depressão. Isso será um pouco melhor detalhado em uma outra oportunidade. Por ter a capacidade de sentir qualquer sentimento, a emoção de forma mais intensa, absorveu mais as questões ruins da vida, vindo a passar por um período temporário bem obscuro. Para uma PAS gerir a emoção é essencial, pois é possível sentir intensamente tanto as questões boas e ruins. Embora as negativas pareçam ser mais fáceis de serem absorvidas, as positivas também possuem a mesma facilidade, cabendo, assim, uma escolha, uma decisão maior sobre os tipos de sentimentos, emoções que irão imperar em cada um que possui maior sensibilidade.

Ivo Valente

Relacionamentos afetivos e sexualidade

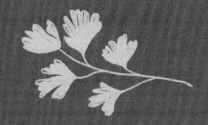

" ...as PAS estão inclinadas a ter problemas com a autoestima por não atenderem ao ideal cultivado na sua cultura. Assim, às vezes elas se consideram sortudas quando qualquer um as deseja. Mas o amor, sobre essa base, tende a sair pela culatra. Mais tarde você pode perceber que o objeto da sua paixão era muito inferior ou simplesmente não fazia seu tipo."

ELAINE N. ARON 2021

O tema a ser apresentado nos próximos depoimentos é, ao mesmo tempo, polêmico e delicado, pois invade a intimidade do indivíduo e, também, diz muito sobre ele. Partindo-se de um prisma sensorial e masculino, homens altamente sensíveis compartilharão, de maneira corajosa e singular, parte de suas experiências afetivas e como reagiram e/ou lidaram com as suas emoções, frustrações e superações.

Nesta seara, espera-se que o leitor altamente sensível se sinta amparado nos versos das histórias reais partilhadas neste livro, entendendo que não está sozinho e que muitos pensam, agem e se comportam como ele. Para os demais será uma boa fonte de informação, caso se relacionem com HAS e queiram entender como estes indivíduos compreendem as relações afetivas nas quais estão inseridos.

FERNANDO A. A. REIS

O medo da vida

*"Sexualidade é uma energia que nos motiva a procurar amor,
contato, ternura e intimidade, que se integra no modo como
nos sentimos, movemos, tocamos e somos tocados, é ser-se
sensual e ao mesmo tempo sexual; ela influencia pensamentos,
sentimentos, ações e interações e, por isso, influência também a
nossa saúde física e mental"*

OMS, 1992.

A luz penetrava através das frestas da janela do meu quarto.

Era assustador e terrível todas as manhãs ter que me levantar.

Eu tinha uma grande ansiedade, um medo tremendo do que
poderia acontecer no dia.

De início, achei que eu tinha medo da morte.

Mas não!

Com o tempo, eu percebi que eu tinha medo da vida.

E a sexualidade é uma energia de vida.

Logo, minha sexualidade estava totalmente sufocada, perturbada.

Para você entender melhor, eu teria que voltar ao passado.

Como voltar para algo que me machucou tanto?

Só que hoje eu consigo fazer um retorno seguro.

Aos 4 anos, sofri abuso sexual.

Foi perturbador.

Parece que uma parte de mim morreu ali.

Aos 11 anos, essa massacrante experiência se repetiu.

Duas tentativas de suicídio.

Fechei-me para o mundo.

Agora, você consegue entender o medo de viver.

Como PAS, absorvi intensamente as emoções negativas.

A sexualidade é uma energia que nos impulsiona para a vida.

Mas eu estava canalizando essa energia para a raiva, para o medo.

Eu estava morrendo internamente, aos poucos.

Para extravasar a sufocante e estressante dor, entreguei-me à
pornografia.

Faça de mim o que quiseres!

Ali, solitário em meu quarto, eu anestesiava o sofrimento.

Até que um dia, meio sem querer, notei novamente a luz do sol
penetrando em meu quarto.

Eu confesso que tive muito medo.

Contudo, alguma coisa me deu forças para seguir em frente e abri
totalmente a janela.

De início, a luz me ofuscou.

Depois de um tempo, ao ter me acostumado um pouco com aquela
forte luminescência, abri os olhos.

Vi a imensidão do mundo.

Chorei.

A sensação era que minhas lágrimas me lavavam por inteiro.

Ao ver o mundo, eu me vi.

De início, olhei-me com o canto dos olhos, pois tive muito medo.

Porém, não pude evitar: olhei-me por inteiro, profundamente.

Eu pude acolher aquele ser que tanto odiava, que tanto queria me
distanciar.

Só que independente do lugar que eu fosse, eu estaria ali, comigo
mesmo.

Então, fiz as pazes com meu eu.

Perdoei-me e perdoei quem me feriu.

Parei de tentar apagar fortemente o passado.

Parece que naquele momento minha sexualidade começou a ser restaurada.

Percebi então que podia retomar de onde havia parado.

De forma bem gradual, tudo foi se dissolvendo:

O medo de viver, de ir em direção à vida;

Todo conflito e perturbações em relação à sexualidade.

Toda energia represada, canalizada para fins contraproducentes, pôde então ser direcionada para algo útil.

Ser PAS me fez viver aprisionado.

Ser PAS me fez desfrutar da liberdade, da paz de espírito.

Aprendi que é possível também vivenciar intensamente as emoções e sentimentos positivos.

Se tudo se der com moderação, é melhor ainda.

Namorei, noivei e casei-me com a primeira e única namorada que tive.

Entreguei-me ao amor, entreguei-me à vida.

Entreguei-me à sexualidade sadia.

Viver ainda, em alguns momentos, parece-me algo muito desafiador – eu confesso.

O que gera um pouco de medo novamente.

Mas quer saber de uma coisa!?

O medo nunca foi algo ruim.

O problema são os extremos.

E nós PAS temos uma grande familiaridade com os extremos.

Viver é desafiador sim, todos os dias!

E sempre será.

Viver é ter dias bons!

Viver é ter dias ruins!

Viver é equilibrar o negativo e o positivo!

Bom dia! Boa tarde! Boa noite, vida!

Aí vou eu!

Não posso apagar o passado (e nem é minha intenção).
Mas posso escrever um novo presente, para que o futuro seja
promissor.
É tempo de viver mais, e morrer menos!

Ivo Valente

Alguém que merece ser amado

A primeira memória que eu tenho de uma garota se interessando por mim foi no jardim de infância, acredite se quiser. Eu devia ter uns 4 anos de idade, e tinha uma coleguinha que sempre que me via me abraçava, e por ela ser mais forte que eu, me erguia do chão com facilidade enquanto me agarrava. Eu era um garoto bem magrinho na infância, então não era um feito muito difícil. Essa garota gostava muito de mim, e dizia pra todo mundo que quando crescesse ia se casar comigo. Eu sempre fui uma criança bem inocente e envergonhada, então fugia dos avanços dela e das tentativas de me beijar. Hoje lembro com humor dessa época, uma época bem mais simples que não volta mais.

Chegando à adolescência, muito da minha inocência e timidez continuavam fazendo parte da minha personalidade. Então, por mais que achasse algumas garotas da minha sala muito bonitas, sempre tive consciência de que nunca teria chance com elas, afinal eu era muito introvertido, não participava de nenhum grupinho de sala de aula. Quando adolescente, continuava bem magro, fora que minhas habilidades sociais eram horríveis, então permanecia no meu canto tentando não chamar atenção. Curiosamente, uma vez durante um jogo de entrega de bilhetinhos anônimos na sala de aula, eu recebi um pedaço de papel rosa, dobrado com o meu nome na parte de cima. Quando abri, a frase "Quero muito te beijar" estava escrita dentro, enfeitada com desenhos de flores. Meu coração batia acelerado quando li, e olhava ao redor procurando algum olhar discreto, ou um sorriso envergonhado no rosto de uma de minhas colegas de sala, mas nada achei. Por ter sido anônimo, até hoje não sei quem enviou, se era uma declaração real de interesse ou talvez piada de colegas de sala. Um daqueles mistérios da juventude que dificilmente se revela.

Eu conheci a primeira garota de quem realmente tentei me aproximar durante o final da adolescência, em uma festa. Ela era amiga de uma amiga, e eu havia ido na festa de aniversário de um conhecido de ambos. Eu nunca a tinha visto antes, mas na hora achei que ela era muito bonita. Tinha longos cabelos encaracolados, um rosto alongado e lindos olhos castanhos. Mesmo com minha timidez e insegurança, dei um jeito de tentar sentar-se na mesma mesa que ela e minha amiga, para ver se conseguia de algum jeito encaixar uma conversa.

Na hora que começamos a conversar, ela me encantou novamente com sua inteligência e facilidade de se comunicar. Éramos jovens, às portas de adentrar a vida adulta, e ela tinha muitos planos pela frente, era determinada e confiante. Falava sobre como ia passar no vestibular e se tornar uma profissional bem-sucedida da área que queria atuar, como ia comprar uma casa própria e sair da casa dos pais, como queria viajar e conhecer pessoas novas.

Ao mesmo tempo em que a sua determinação e charme me encantavam, ela também me intimidava. Era o exato oposto de mim. À época eu era inseguro, não tinha nenhuma perspectiva de crescimento de vida ou profissional, e me achava incapaz de perseguir uma vida acadêmica. Em suma, não estava indo pra lugar nenhum na vida, e era cheio de inseguranças e baixa autoestima. Então pensei, preciso de alguém assim na minha vida, alguém que eu admire, alguém que me estimule a crescer e me desenvolver. Então reuni a pouca coragem que tinha e, no final da festa, pedi uma rede social dela para que pudéssemos manter contato futuro. E para minha surpresa, ela aceitou.

Alguns dias depois começamos a nos falar *online*, sempre conversas superficiais e curtas, ela era muito ocupada com os estudos e com a igreja e tinha que cuidar de um familiar doente. Ao mesmo tempo que tentei respeitar o espaço dela, ficava inseguro de que se não chamasse ela pra sair em algum momento, a oportunidade se perderia, afinal uma garota como ela com certeza tinha outros pretendentes interessados. Tentei convidá-la para ir ao cinema algumas vezes, um programa mais familiar para mim, mas ela tinha muito pouco tempo livre por causa de todas as suas responsabilidades.

Um dia, para quebrar o gelo durante uma conversa e tentar convencê-la a sair comigo, fiz uma piada sobre religião que eu julguei engraçada e inocente, visto que eu também era cristão, mas que visivelmente a ofendeu, e muito. Quando percebi o que havia acontecido, eu senti como se o chão tivesse sumido debaixo dos meus pés, e a escuridão tivesse me engolido inteiro. Pedi mil desculpas a ela, suando frio e me embaralhando nas palavras como um pateta, pensando que havia jogado a minha primeira oportunidade de romance no lixo. Ela aceitou as desculpas, mas depois disso minha vergonha e constrangimento foram tão grandes que as conversas com ela morreram de vez.

Hoje em dia, mais maduro, vejo que ela muito provavelmente não estava interessada em mim como mais que uma amizade casual, e que o único interessado em algo mais era eu, mas ao mesmo tempo que senti muito orgulho de mim mesmo por ter tido a coragem de tentar algo, essa experiência fez com que eu me fechasse mais e achasse que essa coisa derelacionamentos não era pra mim. Fui ter uma nova chance de me relacionar com uma mulher anos depois, quando conheci minha esposa. Ela sempre diz que gosta muito de mim, e que a minha personalidade é uma das coisas que fez com que ela se sentisse atraída por mim, o que é algo que ainda tenho dificuldade para processar, sendo eu o oposto do padrão masculino que a maioria das mulheres parece gostar. Ela foi a minha primeira experiência com o amor, e com a intimidade de um casal, e por mais que às vezes eu pense que o meu jeito mais sensível possa sabotar meu relacionamento de alguma forma, ela sempre me assegura de que ela me ama do jeito que eu sou. E posso dizer que se sentir amado é algo que faz toda a diferença na vida de qualquer um. Espero que nosso relacionamento possa durar por toda a vida, e se não durar, então que os bons momentos permaneçam para sempre na memória, e que seja eterno enquanto dure.

THIAGO DOS SANTOS

O encontro com o amor

"Amor, nosso amor é imortal
Me faz leve eu vou flutuar
É sobrenatural"
Gérson Cardoso

Sem querer. Aconteceu. Era para ser. Meu contato com minha atual esposa se deu de forma não muito assertiva, risos, digamos assim. Eu ainda não tinha "olhos" para ela, nem ela para mim. Estávamos em uma igreja e fomos fazer uma roda de oração. Ela orou. No término da oração, eu disse, em tom de brincadeira, que ela orava como um gatinho, muito baixo e sussurrando. Ela odiou, obviamente. Parece que naquele momento raios saíram de seus olhos em minha direção. Foi assim que nos conhecemos e nos apaixonamos.

Percebi que na igreja ela me evitava, uma clara demonstração de aborrecimento pelo que eu havia falado. Eu não me desculpei, nem fiquei tentando forçar alguma coisa. Só deixei as coisas serem como deveriam ser. Em uma festa de casamento, acabamos nos reencontrando. Um casal de amigos tinha se casado e um dos garçons havia faltado. Então, coloquei-me à disposição para auxiliar. Servi algumas vezes na mesa em que ela estava, sempre com muito humor e respeito. Só que na quarta vez em que fui servir, ela e a amiga dela não aceitaram, disseram que estavam satisfeitas e agradeceram. Então, falei: "Se não estiverem satisfeitas também, pelo amor de Deus!".

Ela e a amiga se olharam e deram boas risadas da situação. Minha esposa disse: "Ah, não! Esse cara é louco, só pode!". E foi assim que por mais uma vez pudemos fortalecer o fogo da paixão.

Depois de três meses, começamos a namorar. O que era para dar totalmente errado, acabou dando certo. Sei lá, era para ser assim! Foi o que Deus reservou. Naquele momento, eu estava me abrindo ao amor, depois de passar um tempo fechado pelo que escrevi em "Sexualidade: o medo da vida". Fui aprendendo que era digno de receber amor e de dar também. E ter alguém que me aceitou como sou, que me acolheu como sou. Isso foi muito importante. PAS precisam se envolver em relacionamentos em que haja profundidade, relacionar-se na superfície para uma PAS não dá, não é possível por muito tempo. E acabei encontrando em minha esposa, naquela época, essa capacidade de estabelecer um vínculo profundo.

Ela foi minha primeira namorada, noiva e é minha esposa. Aos 24 anos, casamo-nos. Por questões religiosas, optamos por casarmos virgens. Juntos descobrimos o amor, juntos descobrimos o sexo, juntos fomos desbravando a vida. Estamos há mais de dez anos juntos. Mas nem tudo foram flores. Passamos por momentos de turbulências, desentendimentos, mas conseguimos superar com maturidade, humildade, perdão. Esse período de casamento me ajudou muito a equilibrar as emoções positivas e negativas, equilíbrio esse tão importante para uma PAS. Em alguns momentos, preciso me recolher e ter um momento a sós para recarregar as energias. Ela já entendeu que funciono assim, risos. E que ter esse tempo comigo mesmo é bem importante para mim. Ela é o oposto de mim: ama viajar, ir a festas e tem muita facilidade em fazer amizades. Parece que os opostos realmente se atraem.

Hoje, vejo que esse relacionamento sobrevive porque ainda há profundidade. Mesmo que sejamos muito diferentes, fomos encontrando um ponto de convergência: o amor, o carinho, a dedicação ao outro. Optamos por não ter filhos. São só nós dois e alguns *pets*, risos. E, assim, vamos seguindo até que um dia toda essa vida terrena se esvaia.

IVO VALENTE

A inicial apatia às relações e as posteriores frustrações

*O início da vida amorosa é lembrado por muitos
como experiências positivas, desafiadoras, excitantes
e proveitosas. Será que isso é válido para todos? A
puberdade chega trazendo os hormônios e com eles as
transformações que acontecem no nosso corpo. É a hora
de experimentar coisas novas, como o primeiro encontro,
o primeiro beijo, a primeira transa e por aí vai. E quando
tudo isso não faz sentido para você simplesmente porque
não considera estar preparado para tal? A retórica
inicial é o ponto de partida para um relato não muito
envolvente de experiências vividas por um homem
altamente sensível.*

Naquela manhã fria, seca e ensolarada de abril, um jovem com
profundas olheiras e um tanto quanto mal-humorado por ter de sair
da cama naquele horário saía em direção a mais uma aula do fami-
gerado ensino médio, que na teoria se traduz na fase final que ante-
cede o almejado curso universitário. Porém, do que menos se falava,
naquele ambiente, era sobre as disciplinas de filosofia, matemática,
sociologia, química, etc., o que mais se conversava nos corredores
se debruçava nos mais diversos tempos e conjugações existentes do
verbo "ficar" na língua portuguesa. Brincadeiras à parte, a maior
preocupação dos jovens era saber com quem iriam ficar naquele

final de semana, contar com quem ficaram no sábado passado ou mesmo compartilhar com os demais quem está ficando com quem.

Para aquele adolescente aquilo tudo era um mundo paralelo do qual ele não fazia parte, se sentia muito infantil para aquelas práticas e somado a isso sua baixíssima autoestima não lhe permitia encorajar-se a se aproximar de alguma garota, e das poucas vezes que tentara o "não" foi de uma sonoridade tão profunda que ousar tentar novamente era quase uma autoflagelação. Era muito magro, com muita acne na face, nem um pouco carismático e somado a isso a fama de *nerd* por tirar boas notas. Essa era a receita ideal para o início de uma vida afetiva nada saudável, cheia de traumas e frustrações.

Sua primeira namorada era uma moça do grupo de jovens da igreja evangélica a qual pertencia, o relacionamento era o mais "puro" possível na essência dessa terminologia, quase que "amor de jardim de infância" com beijos regrados e poucas interações, pois, segundo os líderes da igreja, não podíamos dar chance à "carnalidade" se impor em nossas vidas. Mesmo que ambos tivessem apenas 18 anos, a pressão para que se casassem era grande por parte daquela comunidade, pois não podíamos correr risco de cometermos algum pecado antes do casamento. Aquele jovem tinha outras ambições, queria se formar na faculdade, viajar e ter outras experiências antes de se comprometer com alguém. E não deu outra, o relacionamento não durou muito mais que um ano. Já na faculdade, o rapaz considerava as meninas dali muito mais interessantes que as do ensino médio e mesmo da igreja que ele frequentava. Porém, ele era o mesmo e não se considerava digno de cortejá-las, pois não acreditava ter a mínima chance. Nesse período conheceu, por meio de um outro contato, uma moça na internet. Ela era simplesmente linda, tinha cabelos escuros ondulados com olhos claros e pele rosada. Eles começaram a se relacionar, ele acreditava estar apaixonado, porém tinha convicção de que ela era muito para ele, por ser muito bonita e sua família ter melhores condições financeiras que a dele. E às vezes até escutava alguns comentários maldosos de que ela seria "muita areia para o caminhão dele". Passado algum tempo, ele perde o emprego e com ele as chances daquele relacionamento vingar, as cobranças, por parte dela, eram diretas e incisivas, uma vez que ele não tinha mais condições de manter os passeios, os jantares e outras programações que costumava fazer com ela. Ele se sentia humilhado até que chegou no limite de saturação e pôs fim ao relacionamento. Foi doloroso, mas ao mesmo tempo, também, libertador para aquele jovem já tão combalido por seus sentimentos e pensamentos destrutivos.

O próximo relacionamento daquele jovem se daria como uma mulher mais experiente, que conheceu numa viagem. Apesar de mais velha que ele, não aparentava ter a idade que tinha, era negra, dona de um belo corpo, charmosa e envolvente Ele se sentia especial ao lado dela, pois ela destacava as qualidades dele e o apoiava em tudo. Riam muito juntos, se divertiam e sentiam muita atração um pelo outro. Após um certo tempo de relacionamento, ela queria que ambos formalizassem uma união estável e que se mudasse para viver com ela. Naquele momento, o rapaz entendeu que ele estava a enganando e enganando a si próprio, pois estava apenas vivendo aquele momento e não entendia aquela aventura como algo duradouro, porém só nesse instante percebeu que as intenções dela eram bem mais sérias que as dele. Pôs-se a refletir por alguns dias e muito a contragosto decidiu que deveria partir dele o aviso do término, pois acreditava que não era justo causar algum tipo de esperança para algo que dificilmente iria acontecer, os valores e as percepções que cultivava não lhe permitiam agir de maneira tão leviana, logo com alguém com quem tinha tanto apreço e afinidades. A conversa com ela foi muito difícil, apesar da concordância de ambos, muitas lágrimas rolaram naquela ocasião. As horas e os dias posteriores àquele encontro foram amargos e desconsolados, contudo, para ele, foi a melhor escolha a ser feita.

Após alguns envolvimentos superficiais e sem intensidade, aquele homem encontra num *site* de relacionamentos voltados para o público cristão, uma mulher que lhe enche os olhos e faz uma interação. Ela era clara, bonita e possuía um sorriso encantador. Não demorou muito e recebeu o retorno dela naquela plataforma de encontros. Começaram a conversar e descobriram várias coisas em comum. As horas passaram e ele até desmarcou um compromisso que teria só para continuar falando com ela. Marcaram para se conhecer pessoalmente na praça de alimentação do shopping poucos dias depois. E, naquele primeiro encontro, o protagonista desta história conheceu quem seria a sua futura esposa e mãe de suas duas filhas.

Após 12 anos de convívio, vencidos muitos altos e baixos e já estabilizados financeiramente, quando tudo parecia que tinha dado certo, o sonho acabou! O sorriso encantador já não existia mais, as risadas, tão vivazes, de ambos não eram mais tão presentes e o deleite do "compartilhar" e do "estar junto" havia sido extinto. Aquele homem altamente sensível apesar de reconhecer as crises da relação, acreditava que todo o casamento tem seus problemas e que com o tempo tudo seria superado, pois viviam bem, tinham duas filhas saudáveis usufruindo de uma boa educação, tinham lazer e viajavam com frequência. Porém, o que era o melhor dos mundos para ele nem sempre se traduzia da mesma forma para ela. Ele foi pego de surpresa, contudo as cartas foram postas à mesa e o momento da separação foi breve e inevitável. A mágoa e a angústia tomaram conta daquele ser, pois não conseguia entender o motivo de ter sido desprezado. Os sentimentos de rejeição, inadequação e humilhação lhe eram constantes. Ele lembrava dos momentos bons vividos juntos, dos nascimentos das filhas e de como era prazeroso ter uma família com quem partilhar das vitórias e derrotas. Ao mesmo tempo se indagava de como era possível alguém abrir mão de tudo disso e por qual motivo. Passados os piores momentos do luto matrimonial, ele já se encontrava melhor, mas não totalmente curado, vez ou outra a melancolia lhe batia à porta e o medo de novamente se relacionar mantinha-se constante.

FELIPE FRAZÃO

A descoberta da sexualidade por meio da sensibilidade

Para as pessoas da nossa geração, nascidas no final dos anos 1970 e início dos 1980, falar sobre sexo sempre foi um tabu, imaginem para homens que não se encaixaram no padrão masculino por todas as suas vidas então? Celebro este momento em que estamos nos abrindo, sendo tão vulneráveis.

A minha experiência com a sexualidade se deu tarde na minha vida, para ser bem honesto, com quase 40 anos é que realmente pude estar completamente inteiro e presente.

Acredito que é na nossa adolescência, quando chega a puberdade, que realmente começamos a nos conectar com a nossa sexualidade e experimentar nossos desejos e bloqueios. Lembro-me de me achar diferente da maior parte dos meus amigos por não gostar de pornografia. Eles trocavam revistas com fotos de mulheres nuas, todos tinham algum esconderijo em casa cheio delas e também se reuniam para ver juntos filmes de sexo explícito na casa de alguém cujos pais estavam fora trabalhando.

Eu nunca gostei disso, achava muito vulgar, não me excitava, sempre me causou muita estranheza. Às vezes até me forçava, para acompanhar os amigos, mas não rolava, era algo que não me fazia sentir nada.

Para mim, o que me excitava eram cenas em que havia paixão, fantasias com uma história profunda, presença, sensibilidade. Era uma outra forma, que envolvia o corpo mas ia além dele que me fazia sentir o calor, o desejo, a vontade de estar com uma mulher.

Na minha adolescência eu era muito tímido, tinha dificuldade em me aproximar e ser vulnerável com as meninas, tinha medo de expor meus sentimentos, muito medo de ser humilhado, por errar de alguma forma.

Para mim o sexo era o auge da intimidade, um lugar secreto em que eu não sabia como entrar e muito menos com outra pessoa. Em algum momento da minha adolescência, mais próximo dos 16 anos, eu até fazia algum sucesso, era bonito, muitas meninas queriam ficar comigo. Eu adorava beijar, para mim o beijo sempre foi algo muito significativo, me entregava, sentia uma miríade de sensações. Mas, por mais quente que estivesse o beijo, eu tinha muita dificuldade em avançar para o sexo, chegar perto dele... sempre que começava a se aproximar, eu me retraía e fugia.

A alta sensibilidade acentua os estímulos que recebemos, positivos ou negativos. Eu tive marcar profundas, relacionadas ao sexo que recebi na infância.

A relação dos meus pais era muito ruim durante a minha infância e adolescência, viviam separados sob o mesmo teto e brigavam muito. E eu cresci ouvindo estas discussões e muitas vezes era exposto a coisas da relação íntima deles sobre sexualidade, expostas sempre de forma negativa e humilhante. E meu pai nunca conversou comigo sobre isso, para explicar o que acontecia, ou como eu deveria lidar com aquela situação. Tudo o que eu ouvia foi entrando em mim.

São palavras que ficaram marcadas profundamente dentro de mim, e por muitos, muitos anos, eu tive vontade de me entregar ao sexo e quando fazia, não conseguia relaxar, sempre com receio de sofrer a mesma humilhação, era um sexo mecânico, nervoso, querendo me livrar logo dele.

Eu acreditava, sonhava que o sexo podia ser uma experiência maravilhosa, mas talvez nunca fosse para mim.

E assim, dessa maneira mecânica, superficial, comecei a me relacionar sexualmente após os 20 anos. Eram relações muito espaçadas, meses, anos. Sempre, todas elas embaladas por muita bebida, somente o álcool me permitia experimentar alguma vulnerabilidade. E junto com a ressaca, também vinha o arrependimento de ter me aberto, a sensação de falha ou um remorso enorme por ter me aberto para qualquer pessoa, sem me respeitar. Eram marcas e remorsos que demoravam muito tempo, até que eu me abrisse e caísse no mesmo buraco novamente.

E assim, com quase 30 anos comecei a namorar com uma mulher com quem senti mais segurança, era uma relação de parceria, amizade que possibilitou o crescimento de ambos, mas também tocamos em muitos traumas, bloqueios e dificuldades. Eu ainda não tinha contato com meus sentimentos ou conexão com a minha própria sexualidade então acabava seguindo o mesmo padrão de falta de intimidade, de presença. Depois da minha separação é que entrei em contato profundo comigo mesmo, com a minha sensibilidade e foi extremamente libertador, comecei uma jornada para descobrir a verdade, sobre o sexo e sobre mim mesmo.

A primeira grande descoberta deste período foi descobrir-me altamente sensível, algo que na época não dei tanta importância, mas que transformou completamente a minha vida e acredito que a principal mudança interna foi a permissão para sentir.

Eu participei de um grupo de autoconhecimento em que o principal objetivo era nos libertar das repressões, com vivências em grupo, explorando nossos corpos, com danças, toques e diversas formas de expressão e exposição. Em muitos momentos acho que foi exposição demais para uma pessoa altamente sensível, por isso não fui até o fim, porém foi fundamental para que eu começasse a me conectar com o meu próprio corpo, com os sentidos, me permitindo tocar e ser tocado por outras pessoas, cheirar, olhar, ouvir.

Uma armadura colocada há muito tempo foi derretendo.

Eu já estava muito comprometido com o autoconhecimento e espiritualidade nessa época, conectado a uma escola que bebia da fonte da cultura indiana tradicional.

Eu já meditava e praticava ioga, com isso, pouco a pouco, fui me conectando com o meu corpo, meu mundo interno e me abrindo para um relaxamento cada vez maior.

Nessa época eu conheci e me aprofundei no tantra, uma filosofia que trata da sexualidade como uma experiência sagrada, um caminho para o divino. Não se trata apenas do ato sexual, mas de uma entrega e conexão profunda com os sentidos.

Descobri que o sexo é presença e sensibilidade. Conheci o poder, a graça que é a alta sensibilidade quando experimentamos estímulos positivos.

A minha experiência com o tantra começou por intermédio da leitura, da filosofia, depois conheci a massagem tântrica, com pessoas muito sérias. Minha mente e meu corpo foram relaxando e se soltando. Participei de pequenos retiros, em que praticamos em grupo a vulnerabilidade, a exposição, o toque sensual, sem ser sexual. Aprendemos a olhar, a sentir, a dançar com a mente, o corpo e todos os sentidos.

Foi um encontro da minha sensibilidade com a natureza e a espiritualidade.

Nessa época eu já tinha parado de beber, não bebia absolutamente nada de álcool, o que foi um desafio. Voltar a me relacionar com as mulheres após o divórcio, sem ter esse recurso para amortecer a minha vergonha. Mas foi a minha escolha, estar presente, sentir tudo.

Foi uma época em que estava sensível e conectado com a minha sensibilidade e assim me movia no mundo pela primeira vez.

Conheci algumas mulheres nesta época que me permitiram experimentar pela primeira vez o sexo verdadeiro. Pela primeira vez estive presente, vulnerável, aberto, pouco a pouco, como um jovem novamente descobrindo o que é contato com outro corpo, o que é a união sagrada do masculino e feminino.

O encontro com a minha esposa se deu a partir desse lugar, foi um encontro de dois universos de sensibilidade.

Com ela aprendi que o amor está presente em cada olhar, em cada toque. Que a conexão e intimidade acontecem de forma profunda dois corpos abertos para sentir plenamente. Pela primeira vez senti todo o meu corpo e me abri sem armaduras.

A sensibilidade traz perfumes, cores, sutilezas compartilhadas e guia nossa relação, abrindo portas para o prazer de estar simplesmente na presença do outro, no toque dos pés, em um beijo longo, na escrita da poesia que é lida e recebida com ternura e êxtase.

Tudo o que é muito intenso e profundo neste mundo também traz seus desafios, intensos e profundos na mesma proporção. Os momentos de conflitos fazem parte desta escola que são os relacionamentos. Juntos nos aprofundamos mais, um pouco mais maduros, um pouco mais experientes e celebro ter chegado aonde cheguei e agradeço a ela por permitir vivenciar a sexualidade em sua plenitude.

FÁBIO AUGUSTO CUNHA

Movido pela paixão

A paixão era o que me movia. Com o passar do tempo, percebi que tinha mais sucesso em meus objetivos quando estava apaixonado, não necessariamente por uma garota, mas também apaixonado por algo. Mal sabia o quanto seria perigoso deixar o coração falar mais alto.Tão cedo, meu coração já me colocaria em frias. Ela tinha a mesma idade que eu, uns 7 anos, se chamava Jaqueline e me fazia ir embora pensando nela. Ficava ansioso para chegar a hora de ir para a escola para vê-la. Ela era fofinha, tinha lábios e bochechas rosadas e conversava comigo, isso já era motivo para eu gostar dela e ficar querendo beijá-la. Mesmo na inocência meu coração disparava.Era sempre assim: durava um tempo e depois passava. Parecia que eu adoecia durante minhas paixões. Gostava desse sentimento, afinal ele me movia e levei para a vida toda essa maneira de relacionar com as meninas. Bastava ser bonita e me dar atenção e eu já me apaixonava. Era assim mesmo. Não tinha coragem para falar com elas sobre meus sentimentos, o que só aconteceu muitos anos depois.

Ainda criança, apaixonei-me algumas vezes, talvez eu lembre os nomes: Jaqueline, Elaine, Sandra, Laura, Elizângela, Elenice, Sônia, Michelle.Depois dos 12 anos lembro da Débora, Sandra, Renata, Luciana, Michelle, Daniela, Denise, Janaína, Angerluci, Daniela, Ana Paula, Mary, Rosilene, Elisabeth, Claudia, Rosemary, Bia, Mariana, Daiane, Kelly, Pérsia, Caroline, Kátia, Cláudia, Michelle.

Todas elas me fizeram perder noites de sono, afinal era um tremendo apaixonado, mas ao mesmo tempo não tinha coragem de revelar a elas. Só com o tempo, após os 16 anos, comecei a ter coragem para revelar meus sentimentos para elas.

Permeavam meus sonhos e algumas fizeram parte da minha vida por algum tempo. A paixão mais duradoura foi a com quem me casei e tive dois filhos. Minha mais longa paixão por 23 anos.

A paixão me movia sempre, seja na escola, no trabalho, na vida. Quando criança havia uma garota que brincávamos juntos, afinal ela era minha vizinha. No entanto, ela não me atraía em nada. Talvez ela até gostasse de mim, não sei, mas eu não gostava dela em nada além da amizade. Minha mãe brincava comigo e dizia que ela era minha namorada e eu não gostava daquilo de jeito nenhum e não falava para minha mãe que não gostava que ela dizia aquilo, afinal, nem de brincadeira, tinha coragem de me opor à minha mãe. Só ria e ficava calado. Acabei tomando raiva dessa garota por causa das brincadeiras da minha mãe e dos outros que iam no embalo e brincavam com o tom de gozação, afinal a garota estava fora do meu padrão de beleza.

Lembro com prazer dos momentos, paixão, das conquistas. Cada um deles, cada garota, seria a ponte que me levaria àquele que seria o meu maior e definitivo amor. Na verdade, as paixões me moveram em direção ao maior de todos os voos, algo que aconteceu em minha maturidade, o amor.

Perigoso caminho do prazer

A rua era minha casa e perdi as contas de quantas vezes fiquei sem almoçar para não perder a diversão. Era todo tipo de brincadeira, mas o que eu mais fazia era jogar futebol.O tempo foi passando e as brincadeiras também, com exceção do futebol que demoraria muito tempo, além da brincadeira de pegador e de esconder que continuou um pouco mais, e foi o meio de iniciar outros tipos de diversão. Diversão de gente grande.Desde muito pequeno comecei a sentir desejo pelas meninas. Nas brincadeiras, sempre tinha outras intenções e tinha uma menina que também era assim e a coisa aquecia. Tinha uma garota que era maior que eu e sempre escondíamos juntos, para ali podermos iniciar nossas curiosidades nessa área, e descobrimos bastante coisa, e a curiosidade só aumentava. Sentia um fogo danado quando estávamos juntos. Era o tal do tesão e eu, na minha inocência, não sabia o que era.

Começava a me interessar por esse assunto, no entanto não tinha coragem para falar dessas coisas com irmãos ou minha mãe, então eu prestava atenção nas conversas dos colegas maiores na rua e não me importava se falavam mentiras ou verdade. O que importava é que eu estava conhecendo algo novo, algo que não tinha como eu fugir, é natural. Ouvia falar de cabelo no saco e, como eu não tinha, ficava ansioso para que pudessem crescer os meus para eu ser homem de verdade. Curiosidade mesmo eu tinha quando falavam gozar e eu pensava como seria aquilo, pois eu ainda não tinha aquela tal de porra. Queria que acontecesse comigo logo para eu saber que eu já estava virando rapaz.Ainda garoto, numa dessas brincadeiras de esconder, tive a experiência com um menino que todos sabiam que ele era mais afeminado. Nesse dia tive a primeira sensação de prazer. O garoto fez sexo oral em mim e senti algo que nunca tinha sentido antes. Uma sensação que não sabia explicar, mas que era muito boa. Como eu ainda não ejaculava, só senti o prazer. Tempo depois fui entender que tive um orgasmo, mas não saía nada pois eu ainda não tinha porra nenhuma. Tive, depois disso, um sentimento de culpa grande, minha consciência me condenava e não mais fiz aquilo. Ali eu comecei a entender a diferença de homem e mulher e entendi que o que eu gostava mesmo era das meninas. Elas eram bonitas e delicadas. Continuei a fazer as buscas, porém, agora de maneira solitária. Gostava muito de sentir prazer na hora que eu quisesse. Aquilo me deu um certo poder e eu curtia bastante, principalmente depois que tive minha primeira ejaculação. Aquilo foi fantástico. Comecei a ver revistas de adultos e vi que era muito bom. O problema era que aquilo tudo era errado e sempre fiz às escondidas, claro. Vez ou outra eu tomava a decisão de não fazer aquilo mais, mas eu não conseguia parar mais pois estava viciado. Talvez essa liberdade de fazer aquilo sozinho, me atrapalhou com as garotas. Eu, embora me apaixonasse por elas, algumas já até namoravam, mas não tinha coragem de pedir a elas para ter relação. Na verdade, também, eram namoricos, coisa simples, e essa questão do prazer eu já resolvia sozinho. Embora o desejo fosse grande, também o eram o medo e a vergonha. Minha consciência vivia pesada e vez ou outra buscava um padre e me confessava, pois estava arrependido daquilo tudo. Aos poucos, fui percebendo que não tinha volta, sempre faria aquilo. Porém buscava ter moderação para não entrar num vício descontrolado, e também me preocupava muito com esse desejo enorme por sexo. Tinha medo de me perder em promiscuidade.

Sabia de casos do meu pai e ficava muito preocupado em não seguir aquele caminho. Tinha muito medo de ser igual a ele. Nunca esqueci que, ainda criança, decidi não seguir os caminhos que meu pai percorrera. Cresci com muito medo, culpa e essas coisas me acompanharam pela vida, embora hoje seja mais aliviado com aquelas questões, hoje compreendo e perdoo ele.

Expulso do paraíso

Era ansioso para fazer meus 18 anos e ir na zona. Ouvia muito dos colegas que existia a zona, mas que se "de menor" fosse lá a polícia prendia. Quando chegou meus 18 anos, na primeira grana que tive, fui direto num local que eu achava que fosse a zona, mas eu errei e fui a um local de *striptease*. O local era à meia-luz e uma moça muito bonita ficava dançando até tirar a roupa toda. Aquilo eu gostei, mas não vi as mulheres para eu escolher. Fui embora sentindo que tinha gastado meu dinheiro errado. Ela serviu de inspiração para mim por diversas vezes. Na outra vez acertei o lugar. Vi uma portinha e entrei ali, o moço me pediu documento e eu mostrei, ele me deixou entrar. Fui entrando naquele local que tinha um cheiro bem enjoativo, pouca luz. Ia olhando nos quartos e já podia ver as mulheres com pouca, ou às vezes sem roupa nenhuma. Gostava daquilo. Era um misto de insegurança por ser novo, mas me sentia bem porque podia estar ali. Já era homem. Escolhi uma que o corpo dela me agradou, entrei, perguntei como era, quanto era e ela me explicou e eu aceitei. Foi minha primeira vez com uma mulher. Foi rápido e muito bom. Não podia sobrar uma graninha que eu baixava lá nas tias. Assim foi minha experiência com as mulheres no campo sexual. Embora eu tivesse algumas namoradinhas, não tinha relação com elas, eram só amassos mesmo. Ainda hoje sou zoado por uma delas por não ter sido mais atrevido. Na verdade, eu tinha respeito por elas além de vergonha e medo. Somente aos 22 anos tive uma namorada que era um pouco mais ousada e sabia que ela seria minha esposa um dia. Foi minha grande paixão. Já sabia um pouco mais das coisas, tinha menos medo e deixava acontecer à vontade. Engravidamos e nos casamos. Foi minha esposa por 19 anos e tivemos dois filhos.

Aos trancos e barrancos

Depois dos meus 18 anos eu andei meio perdido. Ainda não tinha experiência nas conquistas, era inseguro, mas dava meu jeito. Depois da primeira namoradinha, vieram mais algumas, fiz algumas de boba e fiz papel de bobo também. Passei dos limites algumas vezes e isso não foi legal, minha consciência sempre me cobrava por juízo. Tentei conquistar uma garota que me atraía bastante, mas ela não queria. Deixei passar e depois de um tempo tentei de novo e ela aceitou namorar comigo. Ficamos juntos por alguns meses, e era sincero o meu gostar dela. Os pais dela gostavam bastante de mim.

Certo dia muda para o lado da minha casa uma família que tinha umas quatro irmãs e as duas mais novas eram lindas. Eu gostava delas, mas era apaixonado pela mais nova. Achei que não seria legal eu trair minha namorada então eu dei um jeito de terminar com ela, pois eu estava interessado na minha vizinha. Terminamos e fiquei mais à vontade para conversar com a vizinha. A garota que eu mais gostava não me queria, me deu mala, mas a irmã dela deu mole para mim. Logo, eu e ela estávamos aos beijos. Era muito bom. Me sentia o cara. Combinamos um dia de ir à discoteca. Chegou o sábado eu me arrumei, coloquei um perfume, grana e peguei minha gata para ir à discoteca. Chegamos lá, paguei a entrada dela e entramos. Logo que entramos, minha namorada pediu para ir ao banheiro e foi, passou um tempo e achei que estava demorando um pouco. Saí à procura dela e não a encontrei. Enfim, tomei um perdido da gata. Ela só queria alguém para pagar a entrada dela. Me senti um otário e nunca mais a procurei. Até falei com ela depois disso, mas ela deu algumas desculpas e percebi o mané que eu fui.Comecei a namorar outra garota e, por essa, eu era tremendamente apaixonado. Tomava ônibus para ir até a casa dela. Estávamos indo naquele namoro, mas ela queria mais era se divertir com as colegas dela. Já havia descoberto a malícia das meninas e não ia ficar fazendo papel de bobo. Namorava com ela, dava uns pegas numa outra vizinha e iniciei um namoro com uma colega de trabalho. Nesse tempo eu estava trabalhando.Um belo dia, numa sexta-feira, a turma do serviço combinou de sair para tomar umas, celebrar um aniversário na casa de uma colega do trabalho. Eu chamei uma das minhas namoradas, a do serviço, para ir lá comigo, ela não quis, então eu fui sozinho. Festejamos bastante, bebemos bastante e na hora de dormir, tentei, de todo jeito, ficar com uma colega, a da casa. Ela era uma das chefes na empresa. Ela não quis, eu desisti e fui dormir. No outro dia, a diretora da empresa me chamou, assim que eu cheguei na empresa, conversou comigo sobre o ocorrido na noite anterior. A conversa já tinha rodado na empresa. Acabou me despedindo do trabalho, eu fiquei mal com minha namorada do serviço, tomei um pé na bunda. Perdi o emprego e a namorada.

Depois disso, fiquei muito mal. Terminei com minha outra namorada, que não estava me dando valor, e decidi que ficaria sozinho por um tempo.

A grande paixão

Minha ex-esposa foi um caso muito legal que me aconteceu. Foi um pedido que eu havia feito a Deus. Nesse tempo de reflexão, pedi a Deus que me arrumasse uma namorada que eu gostasse, que fosse linda, que morasse próximo a minha casa, que fosse virgem, menina de família e que me valorizasse pois eu queria namorar sério e me casar.

Um belo dia, estava na porta da minha casa, brincando na rua e, de repente, surge uma garota de bicicleta e me atropela. Não foi muito grave, mas me machucou o dedo do pé e me obrigou a fazer um curativo e ficar de repouso.

No final de semana teria showmício no meu bairro, uma boa oportunidade para me divertir. A turma me chamou para ir, mas como eu estava com o dedo machucado não podia nem mesmo calçar o tênis, eu disse não e que eles podiam ir. Eles foram e eu fiquei. Passou um tempinho e eu decidi ir à festa; iria mesmo só pra ouvir música. Não tinha outra intenção, até porque eu não podia calçar tênis, então fui de chinelo mesmo. Não imaginava que seria lá que conheceria a garota que eu pedia a Deus.

Estava num canto ouvindo a música e, de repente, vejo uma garota linda, era amiga da minha colega, elas estavam juntas e pararam para me cumprimentar. Fiquei olhando aqueles olhos verdes e naquele momento senti algo diferente naquela garota. Tinha algo além da beleza. Olhei para ela e disse: apaixonei. Ela riu e foi embora. Fiquei o resto da festa pensando naqueles olhos verdes. No outro dia, estou em casa e batem no portão; quando abro vejo minha amiga e a garota da festa. Mataram aula e passaram na minha casa só para a garota me ver. Nos conhecemos melhor. Ela me explicou que ficou interessada em mim, mas estava com o irmão dela na festa e que ele a vigiava muito.Fiquei mais encantado ainda, perdidamente apaixonado. Eu a pedi em namoro e ela disse sim; namoramos escondido por dois meses e depois conversei com os pais dela. Namoramos por três anos.

Ela se queixava que andara sentindo enjoos e que a menstruação estava atrasada. Imediatamente providenciamos a ida ao médico. Feitos os exames, constatamos a gravidez.

Estávamos noivos e tínhamos planejado que nos casaríamos no próximo ano, mas o fato de termos engravidado fez com que adiantássemos o casamento. Assim fizemos e nos casamos naquele mesmo ano, no mês de agosto. Eu brincava com ela e dizia que casaria com ela em agosto… a gosto de Deus. Assim aconteceu, casamo-nos em agosto.

A família

Felizmente deu tudo certo e, no mês de dezembro de 1997, nasceu nosso filho. Aquela criança já existia nos meus sonhos. Há tempos eu imaginara sendo pai de um garoto e quando o vi, meu filho era o mesmo dos meus pensamentos. Deus havia me mostrado ele.

Tentei ser um pai responsável, carinhoso. Tantas vezes me senti inseguro na maneira de educar. Afinal, com meu filho nascendo, também acabara de nascer um pai. Uma paternidade ainda inexperiente. Li bastante sobre como criar filhos. Percebo hoje o quanto eu fui chato com a mãe dele com o excesso de cuidados. O mais importante foi que confiei a Deus a vida do meu filho. Sempre tive consciência de minhas limitações e assim ensinei meu filho que o verdadeiro pai é Deus, porque Ele, sendo eterno, estaria com ele para sempre. Quando e onde se estivesse, Deus estaria com ele. Sempre me esforcei para mostrar o amor a ele porque assim ele saberia que Deus o amava. Se eu, um pai finito, cheio de limitações, o amava, ele poderia ter a certeza do amor do Pai do Céu.

Após 5 anos do meu filho, planejamos mais um filho e tivemos nossa filha. Deus quis que tivéssemos um casal de filhos.

A alegria era imensa com a chegada da caçula, uma menina linda, alegre e cheia de vida.

Chegou a época de o Pedro ir para a escola e escolhi muito a escolinha para ele. Ficava muito preocupado com a segurança dele, avaliava muito cada escola que olhamos. Observava os detalhes como escadas, área de risco, brinquedos, se estavam ou não adequados à idade dele, se os professores eram bem preparados... era exigente, afinal era o meu primeiro filho que iria confiar a eles. Sei que eram exageros de pai de primeira viagem. Quando a Júlia foi para a escola, eu já era mais tranquilo. Foi mais fácil.

Procurei fazer um esforço financeiro e colocá-los nas melhores escolas nos anos iniciais para terem uma boa base, uma boa alfabetização. Nos anos finais, optamos em colocá-los na escola pública para que pudesse pagar algum curso extra para ajudar na formação deles. Assim fizemos e acho que valeu bem a pena, ambos estudavam de forma motivada e concluíram o curso secundário sem dificuldades.

Vivíamos felizes. Minha esposa trabalhava nos cuidados da casa e da família, eu trabalhava fora e provia o sustento de todos. Me sentia realizado como marido e pai.

Amava de paixão minha esposa. Era muito grato a Deus pela companheira que ele me dera. Curioso que, mesmo amando-a, percebia que havia muita diferença entre nós. Convivemos muito bem com nossas diferenças, éramos focados na criação dos filhos.

Via minha esposa como a mulher mais linda, mais alegre, forte, responsável. Uma mãe e esposa perfeita. Muitas vezes senti que não a fazia feliz e vez ou outra me senti um estorvo na vida dela. Era muito diferente dela e achava que não conseguiria fazê-la plenamente feliz como mulher. Estava inseguro. Após 19 anos juntos, num período de muitas mudanças em nossas vidas, problemas financeiros e afetivos, fracassamos em nosso casamento e nos separamos. Era o fim de um sonho. Uma realidade que de alguma maneira eu já tinha visto antes e nunca quis acreditar que um dia aconteceria.

Pensava que ficaríamos juntos para sempre, pois ela tinha tudo aquilo que havia pedido a Deus. Penso que Deus fez a parte dele e nós deixamos de fazer a nossa. Com o tempo, nossas mãos e nosso coração foram se separando. Hoje entendo que vivi com ela uma imensa e linda paixão. Uma paixão tão grande e maravilhosa que por ela tivemos nossos maiores tesouros, nossos filhos. Prefiro acreditar que foi uma paixão eterna do que um amor passageiro.

A vida nova, alegrias e tristezas

Compramos um imóvel numa cidade próxima e iniciamos a obra da sonhada casa própria. Afinal, onde morávamos, embora fosse nosso mesmo, nossa casa fora construída no lote da minha família. Mudamos para uma localidade perto da obra para facilitar na construção. Estava motivado com a nova vida. Trabalho novo, construção da casa própria, novos projetos de trabalho.

Alugamos uma casa num bairro próximo à obra. A casa era pequena, modesta e bem cuidada, aliás era uma casa nova que o dono acabara de construir para alugar. O bairro bem tranquilo, a vizinhança acolhedora, tinha uma igreja próximo onde podíamos ir à missa aos domingos. A casa ficava num lugar alto, onde podíamos ver ao longe uma bela lagoa. O quintal era enorme, bem murado e logo pensei em cultivar algumas hortaliças. Ali eu senti uma paz que há tempos eu buscava e estava muito feliz. Tínhamos alguns cachorros e era bonito de se ver a alegria das crianças brincando com os cachorros naquele quintal grande. Fizemos uma horta e, embora ela não fosse grande, era suficiente para produzir algumas verduras. Mais do que saciar a fome, ela me serviu para mostrar para as crianças a ação de Deus em nossa vida.

No processo de jogar a semente na terra, esperar a semente germinar, crescer e estar no ponto de colheita, pude mostrar a eles que, do mesmo jeito que eles faziam com as sementes, plantando, regando, limpando, Deus faz conosco quando nos dá a vida. Assim como eles plantavam e aguardavam o tempo certo para a planta produzir o alimento que nos sacia a fome, Deus nos planta quando nos dá a vida e nos aguarda, com paciência, o nosso crescimento e o dia que daremos fruto. Porém, o fruto que damos não é o alimento para saciar a fome do corpo, o fruto que produzimos é o amor que sacia nossa alma. É esse o fruto que Deus espera de nós porque nele há a semente de Deus. Utilizei dos canteiros para catequizar os filhos.

Ficamos alguns meses nessa casa. Havia começado um novo emprego recentemente, trabalhava numa distribuidora de livros, era um projeto que havia aceitado fazer, mas o desafio de viajar novamente era algo que não estava nos meus planos, aceitei por achar que estaria mais seguro financeiramente.

Mudamos de casa novamente, dessa vez para a nossa casa própria, que embora inacabada, era possível morar. Estava feliz na nossa casa. Era uma conquista do sonho da casa própria.

O bairro era tranquilo, tinha ruas largas e asfaltadas, com comércio, escola e a igreja era bem próxima. Uma comunidade bem simples e acolhedora nos recebeu de braços abertos e até pude ajudar na comunidade dando crisma para os jovens. Participávamos das festas religiosas.

O quintal e a casa eram grandes. Tinha algumas árvores bem floridas no quintal. Tinha bananeiras e aos poucos podemos colher bananas para comer. Os cachorros foram se multiplicando e aos poucos tínhamos mais de dez no quintal.

Após dois anos na empresa, venceu meu contrato e saí de lá. Novamente trabalhei por conta própria.

Abri uma lojinha de artigos religiosos, fazia feiras, vendia artigos religiosos nas festas religiosas e ia me virando. Deus ia nos conduzindo.

A alegria de estar trabalhando mais próximo da família era imensa. Ajudava nas tarefas domésticas e foi até possível minha esposa voltar para terminar os estudos. Precisamos nos adaptar às novas realidades financeiras. Eram mais instáveis os ganhos e, às vezes, era motivo de preocupação e ansiedade. O trabalho era informal.

Passados alguns meses, fui convidado novamente a voltar ao trabalho formal e aceitei pensando na segurança para sustentar a família.

Estava viajando bastante e novamente comecei a ficar ausente em casa. Viajava de segunda a quinta, e aos sábados e domingos ficava em casa.

Com o passar dos tempos, trabalhando bastante e viajando, percebi que a esposa e os filhos não estavam felizes morando naquela casa longe dos familiares. Conversamos e decidimos que iríamos voltar a morar na antiga casa onde morávamos, pois assim estaríamos próximos dos familiares.

Voltamos e as coisas estavam seguindo bem. Trabalhava num bom emprego, os filhos já estavam um pouco maiores, a esposa já estava trabalhando fora.

Após um ano e meio, deixo o trabalho novamente e fico em casa ajudando no cuidado dos filhos. Há uma inversão de papéis e eu que sempre fora o provedor, agora cuidava dos afazeres doméstico e cuidado com os filhos e a esposa, que era a cuidadora do lar, saía para o mercado de trabalho para prover o sustento da família. Não posso negar que houve um impacto emocional. Comecei a me sentir inseguro com aquela situação de falta de dinheiro e dependência total da renda da esposa.

Fazia caminhadas para melhorar a energia e o bem-estar, tentava escrever algo, mas a ansiedade aumentava e também a insegurança na vida afetiva.

Consegui um novo trabalho no ramo de vendas, trabalhei em loja de calçados por três meses, saí e logo em seguida consegui um emprego como representante de vendas no interior. Estava viajando novamente.

De certa forma, o trabalho viajando me dava paz. Ficava só e dirigia bastante e isso me fazia bem.

Dizendo adeus

Comecei a sentir muito ciúme da minha esposa e, ao mesmo tempo, ficava preocupado com os filhos que estavam se virando sozinhos durante o horário de trabalho da mãe deles.Percebi que minha esposa estava diferente. Estava com novas atitudes. Acredito que a nova vida no trabalho a influenciara bastante e isso me deixava preocupado, inseguro e com ciúmes.

Me esforçava para ficar bem. Caminhava bastante para me automotivar e distrair um pouco.

Aos poucos comecei a perceber que ela estava fria e distante comigo, aquilo me deixou muito triste. Tentei dialogar com ela, mas a resposta era sempre a mesma, que estava tudo bem, normal. Eu sentia que não estava, mas não conseguia resolver aquela situação. A insegurança e o ciúme só aumentaram e logo veio a desconfiança e, consequentemente, as brigas. Aos poucos meu coração foi entristecendo e fui perdendo a paixão que tinha por ela. Comecei a vê-la como uma irmã. Não tinha mais tesão por ela.

Eram muitos sentimentos que eu não compreendia e percebi nossas mãos e coração se afastando aos poucos.

Tudo que eu queria é que as coisas voltassem a ser como antes. Estava como o coração inquieto e triste. Percebi, mesmo sem querer acreditar naquilo, que o ciclo da nossa união estava se encerrando.

Depois de brigas, acusações, desconfianças, eu já não tinha paixão por ela e deixava claro isso. Tentei explicar o que estava sentindo, mesmo sem convicção, até mesmo porque eu não sabia o que se passava comigo. Não sentia mais desejo, estava frio. Passava por minha cabeça até que eu estava impotente. Com isso a relação esfriou totalmente e ela decidiu que iria morar em outra casa. Era a separação.

Após três meses separados, voltamos a morar juntos. Fiquei muito feliz com a volta, parecia que até havia voltado a paixão. Estava motivado com nossa vida. A família estava feliz novamente.

Ela voltou a trabalhar, eu estava trabalhando viajando.

Minha esposa não era mais a mesma pessoa que eu conhecia. Ela precisava viver uma nova vida.

Voltou a trabalhar na mesma empresa que trabalhava e estava decidida a viver uma vida nova e percebi que eu não tinha lugar mais na vida dela.

Tentamos conversar novamente e as conversas terminavam em brigas.

Não queria aquela vida. Percebi que estava fazendo mal aos filhos. Resolvi abrir mão dela e ir embora. Era necessário me afastar para não fazer algo de ruim, que pudesse apagar tudo de bom que havíamos vivido. Havia casado com ela para fazê-la feliz e me separaria por esse mesmo motivo.

Não queria que ela ficasse mal, queria o bem dela, afinal ela era a mãe de meus filhos e jamais queria que meus filhos sofressem. Vivemos muito bem por mais de vinte anos. Estaríamos juntos agora apenas na lembrança.

A única maneira de eu ter certeza dos sentimentos dela era eu ir embora.

Decidi ir embora pensando em que se ela sentisse minha falta e quisesse reatar, ela me chamaria novamente para vivermos juntos.

A bola estava com ela. Pensei que assim ela tivesse total liberdade de me escolher de novo.

Fui embora e, após algumas tentativas minhas, isso não aconteceu. O tempo nos acostumou a viver longe dos olhos e longe do coração. Experimentamos nova vida, novas relações. Depois de uns dois anos, aceitei que nossa vida junto havia acabado.

Era chegada a hora de concretizar e entender alguns sentimentos que por vezes me visitavam e eu ainda não os compreendia. Com pouco tempo de casado, motivado e totalmente apaixonado, por mais que eu a amasse, sentia que não ficaríamos juntos para sempre. Algo me falava que quando as crianças crescessem, talvez na adolescência, nós nos separaríamos. Nunca acreditava nessas vozes, mas elas me visitavam. Era a intuição me preparando para algo que não queria acreditar. Sentia imenso amor por ela, mas sentia que não seria para sempre. Não sabia que o "pra sempre" às vezes acaba. Sou muito grato pela vida ter me permitido viver tão bem vivido e constituído uma bela família.

Decidindo amar

Passado o luto da separação, agora mais equilibrado, decidi dar mais uma chance ao coração. Agora ele não mandava mais, quem falava mais alto era a cabeça já que, no período de luto, por três vezes a carência me colocou em relacionamentos fadados ao fracasso.

Tomei a firme decisão de ficar só novamente e ficar só em mim. Era trabalho, estudo, academia, igreja. Não saía para bares ou forrós para não encontrar os problemas, afinal tinha muitos problemas bonitos e atraentes. Essa decisão foi muito importante; foi quando eu decidi amar.

Estava na academia e, quando a vi, ela treinava na mesma academia que eu. A princípio não senti atraído por ela, mas um certo dia, por brincadeira, a chamei para sair. Nesse dia nos conhecemos, mas não agendamos nada, só peguei o número dela.

Sozinho em casa refleti sobre ela, sobre mim e achei melhor não a convidar para sair ainda, pois tinha receio de não estar preparado para um novo romance. Não queria brincar com os sentimentos dela. Continuamos a trocar olhares na academia, eu a cumprimentava e meio que fugia dela.

Após um certo tempo, não a vi mais na academia, percebia que ela havia saído. Tentei falar com ela, mas não consegui pois havia perdido seu contato. Procurei nos arquivos da academia, mas não tive sucesso.

Um belo dia, ela esteve no meu local de trabalho, era um posto de combustível. Ela abasteceu o carro, nós falamos rápido e ela foi embora. Percebi que havia um interesse dela por mim. Procurei por ela nas redes sociais, queria saber mais um pouco sobre ela. Encontrei e achei ela bem interessante nas postagens. Decidi que talvez fosse hora de procurá-la.

Certo dia, eu estava indo para o trabalho e ela passou de carro, me viu. Parou o carro e conversamos ali mesmo no meio da rua. Marcamos um jantar e nos encontramos. Foi um encontro muito agradável, gostei muito do jeito e do papo dela. Tivemos mais alguns encontros e resolvi apostar mais uma vez no amor, só que agora eu estava decidido a fazer o esforço em amar sem interferência do coração.

Iniciamos um namoro e diferentemente de todos os meus relacionamentos, não estava apaixonado, estava decidido.

Decidi que iria respeitá-la e fazer meu melhor para ser um cara agradável, interessante, amigo, leal e verdadeiro. Aos poucos ela foi me encantando. Me chamava de querido e eu gostei muito disso. Me tratou com muito carinho, se preocupava comigo. Achava lindo e gostava muito quando ela levava almoço para mim no serviço, pensava: essa é para casar. Tínhamos muita coisa em comum e isso facilitou bastante.

Algo marcante para mim é que sempre fui devoto de Nossa Senhora e por vezes, no meu casamento, refletia sobre minha esposa,

• 119 •

que se chamava Michelle, o quanto eu a admirava e achava a esposa perfeita. Pensava e conversava com Deus dizendo que embora ela fosse uma excelente esposa, mãe, parceira perfeita, faltava nela o olhar de Maria, os jeitos de Maria,... eu e meus caprichos, se pelo menos ela se chamasse Maria Michelle. Hoje entendo o quanto Deus é perfeito e cirúrgico em suas obras. Talvez ele me proporcionou o encontro com alguém que eu precisava para aprender tantas coisas naquele momento da minha vida, embora ainda não fosse o amor, o grande amor e agora sim seja o momento de estar preparado para essa grande decisão de amar.

Hoje percebo que encontrei aquela capaz de me ajudar a amar de verdade, de me amar. Meu grande e maduro amor, Maria Helena.

Minha paz

Minha PAS

Minha Maria.

RAMON BENEVIDES

Mundo do trabalho

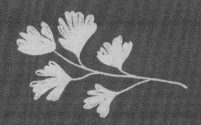

"É duro enfrentar tudo que não seremos capazes de fazer nesta vida. Mas isso faz parte da nossa mortalidade. Como será maravilhoso se pudermos fazer um progresso, ainda que pequeno, diante da questão que a vida nos apresentou! Será ainda mais maravilhoso se encontrarmos um modo de ganhar dinheiro enquanto o fazemos. E será quase um milagre se formos capazes de trabalhar nisso juntos a outros, em um ambiente de harmonia e apreciação mútua."

ELAINE N. ARON, 2021.

A entrada no mundo do trabalho, com suas relações estritamente profissionais ou, quando não, arraigadas em interesses individuais e porque não dizer egoístas, é difícil para todos ou pelo menos para a esmagadora maioria das pessoas. Quando se trata de pessoas altamente sensíveis e de homens com esse traço de personalidade, especificamente, o desafio se torna ainda maior.

Um ambiente extremamente competitivo e, por muitas das vezes, agressivo é agudamente tóxico e adoecedor para pessoas com a alta sensibilidade intrínseca ao seu modo de ver e compreender as coisas ao seu redor. Soma-se a isso fatores culturais que impõem aos homens, de maneira geral, posturas mais fortes, objetivas e desprovidas de sentimentos, faz-se com que os HAS possam se sentir deslocados, incapazes, e, por fim, desmotivados com a carreira.

Nos relatos a seguir veremos pequenas histórias, porém reais, de homens com características de alta sensibilidade no seu ambiente de trabalho. Como interpretaram as relações, lidaram com as situações experienciadas e o que puderam aprender com as vivências adquiridas.

Este capítulo, assim como este livro, não tem o intuito de recomendar uma "receita do sucesso" para que homens altamente sensíveis a repitam e com isso sempre obtenham êxito em suas vidas profissionais. Pois, independentemente do traço em comum, cada pessoa tem suas particularidades e cada ambiente seus predicados. A ideia central é compartilhar momentos e/ou acontecimentos que possam gerar empatia ao leitor e, por que não, identificação e acolhimento.

FERNANDO A. A. REIS

O trabalho sensibiliza o homem

Minha convivência com outras pessoas sempre me trouxe algumas dificuldades, devido a nunca consegui me conectar bem com a maioria das pessoas ao meu redor, quase como se eu falasse uma língua diferente da deles. Naturalmente, isso se estendeu a relacionamentos no ambiente de trabalho também.

O trabalho sempre foi algo que me trouxe muitas preocupações, não porque eu não quisesse trabalhar, ou não precisasse, ou mesmo que fosse preguiçoso, o problema, como sempre, seria em ter que lidar com *pessoas*, não só isso, pessoas que eu estaria conhecendo pela primeira vez e teria que conviver por horas a fio todos os dias.

Me recordo até hoje do processo para conseguir meu primeiro emprego. Fui colocado em contato com o gerente de um comércio por intermédio de um conhecido, e então comecei o incômodo e longo processo de entrevista de emprego, em que você expõe tudo o que você é e o que não é, o que sabe, o que não sabe e o que finge que sabe. Lembro que no dia anterior a começar o trabalho recém-conquistado, eu chorei na frente de minha mãe, não por fraqueza, mas pelo medo de falhar, de não ser suficiente, de não me adaptar, como várias vezes antes na vida não havia conseguido. A sensação da possível falha em algo tão básico como trabalhar tomou conta de mim, e eu desabei.

O dia a dia foi complicado no início. Como mencionei, eu não falava a mesma linguagem que os outros, então tive que tentar me adaptar. Respondia de forma monossilábica perguntas sobre futebol, carros, mulheres, etc. Tentava ser mais um ouvinte do que um participante na roda de colegas do setor. Apesar disso, sempre fui muito respeitado por todos, e solicitado com frequência pelo chefe para serviços que exigiam confiança. Isso foi algo que me chocou, pois as feridas de humilhação e desrespeito da época de escola ainda doíam, não haviam cicatrizado totalmente mesmo na vida adulta.

Me desliguei amigavelmente desse trabalho depois de alguns anos, e desde então tive um punhado de empregos em vários lugares e com funções bem diferentes umas das outras. A única constante sempre foi a dificuldade de se mesclar e conseguir me enturmar. Sempre fui respeitado, sempre um funcionário de confiança dos chefes, mas nunca parte do grupo. Até hoje fico com a nítida impressão de que os colegas tentam me "sacar", como se não me entendessem por completo, como se eu fosse 90% como eles, mas os 10% que faltam criassem uma sensação de estranheza, do desconhecido, do imprevisível. Quando na verdade eu sou uma das pessoas com menos possibilidade de criar problemas a seja lá quem for.

THIAGO DOS SANTOS

Percebendo um novo mundo

*"Você não muda as coisas lutando contra a realidade atual.
Para mudar algo é preciso construir um modelo novo que
tornará o modelo atual obsoleto."*
RICHARD BUCKMINSTER FULLER

O mundo do trabalho sempre foi um desafio para mim.

Desde a escolha da profissão até a crise da transição de carreira que atravesso há alguns anos, tudo é permeado pela sensibilidade que carrego, muitas vezes incompreendida e não expressada.

Como homem, nascido em uma região industrial do ABC Paulista, com pais bancários, o meu caminho já parecia traçado dentro de alguma área técnica de uma grande empresa e com sorte deveria permanecer até me aposentar.

Eu me lembro que gostava muito de filosofia, de coisas criativas e em todos os testes vocacionais que fazia era a área de comunicação que aparecia. Mas eu, extremamente introvertido, com dificuldade em me relacionar e me expor, resolvi seguir o que já estava predeterminado e seguia carreira técnica, apesar do meu interesse em entender os porquês do mundo e do ser humano, escolhi trabalhar com máquinas, acho que para me esconder um pouco e ter o isolamento que precisava.

Os escritórios e prédios corporativos sempre foram um desafio para mim: ter que conviver com muitas pessoas, ambientes abertos, barulho, vai e vem de pessoas, documentos, vozes, a necessidade de interagir a todo momento, no elevador, no banheiro, no almoço... eu sempre carreguei a sensação de que estava falhando nisso e me sentia culpado.

Eu sempre entreguei meu trabalho com excelência, criando soluções que eram compartilhadas com os times, mas sempre recebia o *feedback* negativo pela relação interpessoal e apontada essa como causa do meu não crescimento profissional.

Relacionamento interpessoal dentro do ambiente de uma grande corporação, vai muito além de interagir, é também fazer parte de um jogo de manipulações, falsidade, condutas antiéticas, preconceitos em forma de piadas e brincadeiras e muitas vezes conviver com ambientes tóxicos. Para uma pessoa altamente sensível, isso era algo impossível.

Ao mesmo tempo, sempre tive um grande incômodo por não ter as minhas ideias ouvidas, a minha forma de expressão considerada, nunca aceitei o lugar que sempre tentaram me colocar daquela pessoa que é o técnico que fica trancado na sala dos computadores. Sempre senti que eu tinha muito mais a contribuir e a minha luta interna sempre se deu em volta destes pontos.

Olhando para trás, vejo que sempre aceitei o fato de que eu tinha algum defeito, que eu não tinha as habilidades para o crescimento profissional e que a minha sensibilidade era uma fraqueza em comparação aos outros.

Isso começou a mudar quando eu descobri e me aprofundei em conhecer o traço da alta sensibilidade.

Em primeiro lugar, o que eu entendi é que eu realmente tenho uma visão diferente do que acontece no ambiente de trabalho e que 80% das pessoas não pensam ou sentem ou percebem o sistema da forma que eu vejo. E isso não quer dizer que eu estou certo e eles errados, somente estamos vendo coisas diferentes.

Quando compreendi isso, passei a deixar de ver a minha sensibilidade como um defeito que me excluía e passei a ver como uma vantagem e que não só é útil, mas extremamente necessária ao mundo do trabalho.

Antes que qualquer outra pessoa reconhecesse e valorizasse as minhas características, eu mesmo precisava fazer isso. Ao validar a minha visão, ideias e sentimentos, encontrei muitas pessoas que também acreditam que as organizações podem ser mais humanas, menos autoritárias e ter um papel social que vai muito além do lucro, mas que tem um papel de modelar uma nova sociedade.

Desde então eu busco, na realização do meu trabalho, trazer as características da alta sensibilidade de forma presente, ativa, como a empatia, a inclusão, a visão das conexões dentro do sistema, a mediação entre outras. Nem sempre é simples, normalmente dentro das empresas existe bastante competitividade, politicagem, e isso é muito difícil de lidar para uma pessoa altamente sensível que capta e sente todas as tentativas de mentiras, sabotagens e manipulações.

Um ponto importante que ainda estou trabalhando é que parte de quem eu sou é um ser mais emotivo, com emoções à flor da pele, e ainda sofro quando demonstro isso no trabalho; me sinto alguém desequilibrado, pois todos parecem não sentir emoções. Mas estou compreendendo que isso é uma característica de quem sou e muitas vezes aquela emoção que eu demonstro, seja na forma de um discurso inflamado, uma reclamação contundente ou mesmo a expressão de uma enorme frustração, muitas vezes não é só minha, mas é aquilo que capto no ambiente e posso captar e expressar, o que outras pessoas não conseguem.

Isso é fundamental, as empresas que puderem ouvir as pessoas mais sensíveis, como nós, vão se beneficiar em um mercado que demanda novas ideias, empatia e transformação.

Um caminho para a transformação

A minha natureza sempre foi da colaboração, de olhar para o todo, buscar o equilíbrio entre todos os departamentos, nunca consegui conviver com a competição interna.

Os métodos de avaliação, bonificação e promoção em todos os lugares que estive, sempre estimularam a competição e premiaram aqueles que aparecem mais. O trabalho cooperativo muitas vezes é invisível e acho que sempre carreguei essa sensação, que meu trabalho apesar de ser muito profundo, inovador e atender de forma ampla os interesses das empresas como um todos, é invisível.

A minha visão é que quando as pessoas buscam somente atingir suas metas e propósitos pessoais, acabam gerando distorções que afetam o funcionamento das empresas e também desumanizam as relações, ao focar somente nos resultados tangíveis e materiais.

Como explicar para alguém que há outras dimensões invisíveis a serem avaliadas, que as métricas precisam incluir a ética, a moral, a beleza e as emoções despertadas pelo negócio, produtos e serviços, em seus colaboradores internos e também em toda a cadeia produtiva e seus clientes.

E nessa minha busca por integrar a minha jornada de autoconhecimento com o mundo do trabalho, encontrei em um livro as respostas e o caminho. O autor descrevia como se deu a evolução das organizações ao longo da história, e projeta qual seria um modelo organizacional do futuro, a partir de uma consciência mais elevada.

Para mim foi como se tudo aquilo que já estava sentindo e pensando, sem saber como aplicar, estivesse sendo expresso em palavras e de forma organizada e prática, que podia ser implementado em qualquer empresa.

Conceitos como autogestão, integralidade e propósito são empregados em uma gestão flexível, com autonomia, centrada no ser humano em uma organização que serve a algo maior que a si mesma. Tudo isso ressoou muito comigo e a forma que sempre enxerguei que as coisas poderiam funcionar.

A partir disso me conectei a diversos movimentos que estavam pesquisando e estudando o futuro do trabalho, conheci pessoas fantásticas e participei de projetos maravilhosos que ampliaram a minha visão e me mostraram que existe um caminho possível de ambientes de trabalho saudáveis e humanizados.

A minha principal descoberta foram novos modelos de gestão do trabalho que funcionam, são praticados por diversas empresas e que garantem maior autonomia, transparência, flexibilidade, justiça e humanização nas relações. A partir disso tomei para mim a missão de espalhar essa semente e aplicar o que fosse possível nos ambientes em que estivesse. E, para mim, as pessoas altamente sensíveis têm papel fundamental nessa transição, pois temos a capacidade de perceber algo além, identificar que há algo errado e pode ser melhorado.

Logo percebi que um ambiente de trabalho, que não se baseie no ego e nos interesses individuais, mas no todo e que fosse realmente diverso e inclusivo para todos os tipos de pessoas precisaria mudar radicalmente absolutamente tudo.

Fiz uma pós-graduação em Psicologia Organizacional para aprofundar e também validar o meu estudo que até então era autodidata. O meu trabalho de conclusão tratou da neurodiversidade e como as organizações podem se tornar ambientes mais saudáveis para que as pessoas mais sensíveis possam prosperar. Neurodiversidade trata-se de uma outra perspectiva de mundo e de sociedade. Uma perspectiva que reconhece e celebra a diversidade humana em todas as suas formas, incluindo todas as expressões que são características únicas da alta sensibilidade, como a criatividade, imaginação, intuição, profundidade, empatia honestidade, responsabilidade social e respeito. Exigir que nossos ambientes e rotinas sejam adaptados à nossa diferença é proteger a nossa sensibilidade para que estes valores, nossa marca, nossa beleza, se expresse em tudo aquilo que fizermos.

FÁBIO AUGUSTO CUNHA

Foi difícil acertar

Ao falarmos de relacionamentos no trabalho, estamos a falar dos piores momentos que já passei. Tem sido das situações mais difíceis de lidar.

Comecei a trabalhar aos 16 anos, nas férias da escola. Nesta altura, era muito normal os jovens trabalharem nas férias do verão para conseguir dinheiro para comprar algo especial, coisas que os pais não poderiam comprar, ou para ir de férias com os amigos. Era divertido porque os nossos chefes passavam o tempo todo a tentar nos pregar partidas por sermos novatos naquelas andanças. Entre os jovens também era muito divertido porque levávamos o trabalho na brincadeira.

Depois destas experiências de trabalhos de verão, já mais velho, comecei a trabalhar a tempo inteiro e tudo foi diferente.

Primeiro comecei a trabalhar para o meu pai. Uma empresa de transformação de papel, no qual eu fazia um pouco de tudo, isso para mim era cansativo e pouco entusiasmante. O pior de tudo foi a degradação do ambiente familiar. Em casa só se falava de trabalho e as discussões começaram a acontecer com muita frequência e isso afetava-me muito emocionalmente. Depois de quatro anos a trabalhar com o meu pai, chegamos à conclusão que deveria de seguir um caminho diferente. Saí daqui e fui trabalhar para uma empresa de cerâmica onde tinha a função de analista. Nesta empresa dei-me muito bem, o ambiente de trabalho era calmo e havia uma boa relação entre colegas. Mas, ao fim de algum tempo de estar a trabalhar lá, percebi que a minha carreira nesta área antes de começar já parecia ter chegado ao fim. O meu destino seria fazer a mesma coisa até morrer. Para resolver isso, fiz uma formação para poder ter um trabalho com mais ambições e, ao final de um ano e meio de estar a trabalhar nesta empresa, saí para fazer esse curso que durou dois anos. Nesta altura já tinha 30 anos, e tinha acabado de me despedir para estudar a fim de ter um trabalho melhor.

No final do curso, comecei a trabalhar como projetista de moldes para injeção de plástico. A partir deste momento, tudo iria começar a ser diferente. A indústria metalomecânica, na minha área, tem um ambiente muito agressivo. É um ambiente de "luta" entre machos, poder, protagonismo, etc...Eu, muito inocente porque todos os ambientes de trabalho que tinha tido até então tinham sido calmos, entrei neste com a certeza de que me ia dar bem. Mas não foi isso que aconteceu.

Depois do curso entrei para uma empresa que se dispôs a me dar formação, mas nesta área a formação prática demora algum tempo, porque é uma área muito técnica e é mecânica de alta precisão. Comecei de uma forma muito humilde porque achei que seria a forma mais simples de conseguir me aproximar das pessoas. Mas a verdade é que não deu resultado, ali teria de ser um "macho", como eu às vezes digo na brincadeira — porco, feio e mau.

Tudo isto estava fora daquilo que eu conseguia fazer. Ter de me impor para conquistar o respeito dos meus colegas parecia-me muito estranho. Como não consegui fazer isso... foi sempre humilhado e sofria constantemente de *mobbing*. Isto tudo aconteceu por eu não dar a minha opinião sobre as coisas que iam acontecendo e, quando dava, dava para todos poderem ouvir e nunca em segredo ou em ambientes de cusquice. Outra coisa que acontece é o facto de ser uma pessoa sensível e estar atento aos problemas dos outros, pela empatia que tenho. Como agia com gentileza tanto para o sexo feminino como para o masculino, normalmente os meus colegas, de início, pensam que sou homossexual. Só ao fim de algum tempo e por começarem a conhecer melhor, é que aos poucos começam a ver que não é verdade. Mas enquanto acontece uma coisa e outra, que é um processo de algum tempo, é muito difícil. As pessoas são mesmo cruéis e más, dando desprezo e tratando mal mesmo em assuntos de caráter profissional. Outra coisa que me apercebi, foi que nós, PAS, somos muito comprometidos com o trabalho e temos de estar sempre a produzir, o que faz com que os colegas não gostem muito por se sentirem que podem ser postos em causa relativamente aos seus empenho e dedicação.

Isto tudo aconteceu, mas consegui conviver a muito custo com as pessoas da minha equipa e chefes de modo a conseguir o respeito deles pelo meu profissionalismo e ética. Mas, ao fim de dez anos, resolvi sair de lá por estar muito cansado daquele ambiente.

Saí desta empresa para ir trabalhar para casa por minha conta. Continuei a fazer a mesma coisa, mas agora estava a trabalhar sozinho. Sem dúvida que foi o melhor tempo que tive nesta área. Embora trabalhasse mais, conseguia ter liberdade de gerir o tempo a minha maneira, o que me dava o relaxamento muito grande e também não estar a ser controlado por ninguém. Sem dúvida que para um indivíduo PAS é o ideal.

Ao fim de dois anos de estar a trabalhar por minha conta, tive uma proposta de uma empresa para ir trabalhar como comercial. Não podia ter feito nada pior. Aqui, também tive problemas de relacionamento com os meus colegas de trabalho. Como se pode imaginar, eu era um vendedor muito calmo, enquanto os meus colegas eram todos extrovertidos e com aquele tipo de atitudes de macho alfa. Falar de mulher, conquistas e contavam as suas histórias, em que eles eram sempre os heróis. Eu, mais uma vez, não tinha nada a dizer, até porque era casado e respeitava a minha mulher. E também não me sentia muito bem a falar com aqueles termos e com aquele tipo de sentimento. Isto mais uma vez fez com que eles achassem que eu era homossexual. Tendo em conta que isto não é verdade, tornava-se muito difícil para mim lidar com isto, mas optei por não abordar este tema com eles por achar que iria ser uma grande confusão. Ao fim de um ano, resolvi sair desta empresa.

Fui para uma empresa onde voltei ao desenho, fazer o que mais adoro fazer. Comecei mal, porque era muito rápido a trabalhar e também trabalhava com muita autonomia. Aquele tempo que eu trabalhei por minha conta deu-me grande capacidade para trabalhar sozinho. Desta vez foi mesmo o meu chefe que me começou a tentar por a andar dali para fora. Mais uma vez, fui vítima de *mobbing*, mas aqui o meu chefe e colegas tentaram a todo o custo fazer com que me despedisse. E mais uma vez pensaram que eu era homossexual e tentaram por tudo fazer com que todos na empresa acreditassem que isso era mesmo verdade. Ao fim de sete meses, fui falar com o patrão e disse que não trabalharia mais naquela sala porque tinha muito barulho e as pessoas não se respeitavam uns aos outros. Ele pediu-me um tempo para ver o que poderia fazer. Dois dias depois chamou-me para dizer que ia fazer umas instalações só para o departamento de desenho. Com isto muita coisa melhorou, mas o meu chefe que trabalhava ali há 25 anos não queria aceitar que houvesse uma sala só para o desenho. Ainda mais, isto estava a acontecer por ser uma pessoa muito profissional, competente e eticamente correto. Mais uma vez, os meus valores estavam a criar grande confusão aos meus colegas de trabalho. As agressões verbais começaram a aumentar, eu comecei a estar constantemente sob estresss e já estava a dormir mal. De repente deixei de ter qualquer poder para lidar com as situações do dia a dia na empresa. Ao fim de 3,5 anos decidi despedir-me. Isto aconteceu mesmo a meio da pandemia do Covid-19. Depois de sair desta empresa estive uns tempos em casa para descansar, foi um tempo muito mal por estarmos em plena pandemia. Passei muito tempo sozinho em casa a pensar o que poderia fazer para melhorar a minha situação.

Comecei a enviar o meu CV para empresas na minha área, mas que me dessem a possibilidade de passar de projetista de moldes para gestor de projetos. Mandei CV para o país inteiro e até para países estrangeiros. Foi muito curioso o que me aconteceu, entretanto. Orei a Deus a pedir uma oportunidade e que me orientasse na escolha de uma empresa que me desse mais paz e que o ambiente fosse bom. Esperei um tempo e nada.

Entretanto, durante este tempo de espera pelas respostas, falei com um amigo que estava a trabalhar na mesma área e falei-lhe que andava à procura de trabalho e disse quais as áreas que pretendia para ver se ele me podia ajudar. Sugeriu-me uma empresa, mas não me podia ajudar porque ele era cliente dessa empresa e não se queria envolver, ao que me aconselhou a fazer uma candidatura espontânea para essa empresa.

O que aconteceu foi engraçado. Essa empresa ligou-me e acabou por me contratar. Essa foi a única empresa que me entrevistou.

Hoje trabalho lá, tem um ambiente de trabalho muito bom. Tenho um gabinete só para mim — como PAS, não existe nada melhor —, não tenho pressão, sou respeitado e adoro todos os meus colegas, com os quais mantenho uma boa relação.

Depois que comecei a trabalhar nesta empresa e deixei de estar com pessoas tóxicas, passei a ter um tempo de descanso adequado e voltei a ter uma vida espiritual ativa, a minha vida mudou por completo.

O meu conselho para todos os PAS, como damos muito valor e temos um grande comprometimento com o nosso trabalho, devemos de escolher o sítio certo para trabalhar. Nem sempre é fácil, mas mesmo quando as coisas parecem impossíveis, se continuarmos a perseverar e a ter muita fé, as coisas acontecem. Não estejam muito tempo num local de trabalho que não vos respeitem ou valorizem, tentem o tempo todo mudar. E se essa mudança não for a melhor mais uma vez, tentem de novo. Um dia vocês vão estar no lugar certo.

PEDRO CAETANO

Eu não sou um animal

Muito se fala sobre a importância de uma boa experiência profissional e de como é satisfatório exercer um ofício com o qual você se identifica. Infelizmente, para os jovens das classes menos abastadas, não existem muitas alternativas e as poucas oportunidades que surgem devem ser agarradas e louvadas mesmo que não atendam às suas expectativas. Com esse rapaz, a história não foi muito diferente.

Era de manhã, férias escolares no ensino médio, um jovem de 16 anos, recentemente completados, vai à agência do trabalhador de seu bairro registrar os dados curriculares no anseio de conseguir a tão sonhada vaga de trabalho com carteira assinada e usufruir de um poder de compra que era inexistente até aquele momento, uma vez que esse cidadão dependia financeiramente de pais que não tinham muitos recursos a oferecer, além do básico.

No atendimento, uma excelente notícia para as juvenis ambições daquele adolescente: existe uma vaga para *office boy* em empresa no centro da cidade, quarenta horas semanais, piso do comércio (pouco maior que o salário mínimo da época) mais o vale-transporte. Os olhos do garoto brilharam com aquela perspectiva, enfim era a chance de ele obter a sua renda própria, pois mesmo sendo pouco seria dele. Chegando em casa, pega rápido o telefone para agendar a entrevista no local e aí a facada verbal na voz aguda da secretária:

– A vaga já foi preenchida!

O jovem cabisbaixo retorna, na manhã seguinte, à agência e fala para o atendente que deve ser dada a baixa na vaga, pois esse prêmio já tinha um vencedor e não era ele. O atendente, um senhor negro e magro de barba grisalha, que provavelmente seria um servidor municipal em vias de se aposentar cedido pela prefeitura, respondeu altivamente:

– Tenha mais atitude! Vá lá na empresa pessoalmente antes de já desistir assim!

Aquelas palavras soaram duramente para aquele menino tímido e ansioso, porém mesmo chateado ele foi até o local. Chegando à recepção ele se dirige a mesma secretária de voz aguda que o havia atendido pelo telefone no dia anterior e diz que quer deixar o seu CV para que numa futura e possível oportunidade possa ser contatado. Em resposta obteve algo inesperado, aquele mesmo timbre feminino que outrora havia lhe deflagrado uma facada verbal agora lhe afagava como um veludo prosaico:

– O outro menino desistiu do emprego, se você quiser pode ser entrevistado agora pelo gerente.

Aquilo soou como música nos meus ouvidos e as sensações foram uma mistura de alegria, satisfação, ansiedade, receio e nervosismo.

Realizada a entrevista, o jovem nem precisou aguardar para saber o veredito do chefe, pois foi contratado naquele dia mesmo e começaria a trabalhar na próxima semana; mal ele sabia o que lhe aguardava.

O mundo do trabalho não se resume a entregar as atividades para as quais você foi contratado e é pago. No contexto de uma organização, e principalmente uma organização dos anos 1990 no Brasil, aspectos comportamentais pesam muito contra ou a favor do indivíduo, muitas das vezes até prevalecendo sobre os aspectos técnicos daquele profissional.

O garoto, mesmo inexperiente, era exímio em suas atividades e exercia as tarefas com muita responsabilidade, todavia brincadeiras inapropriadas não eram bem recebidas por ele, mesmo que tentasse disfarçar e sua seriedade e sisudez não eram sempre vistas com bons olhos por alguns. O tratamento desigual por estar num cargo mais baixo que o restante dos funcionários também o afetava negativamente, deixando seu emocional constantemente abalado.

Seus superiores ficavam em uma sala refrigerada isolada e ele numa pequena estação de trabalho do lado de fora com a equipe de vendas daquela companhia. Para se comunicar com ele se valiam de um método nada convencional e um tanto inconveniente, eufemisticamente falando. Ao invés de saírem à porta e chamá-lo pelo nome, se utilizavam de clipes ou outros artefatos pequenos de escritórios, os quais eram arremessados contra a divisória de PVC que balançava e fazia barulho. Este barulho deveria ser interpretado pelo garoto como "vem aqui".

Alguns meses depois, num daqueles dias em que não se acorda bem, o jovem ouve o sonoro chacoalhar das divisórias, ouve pela segunda e, pela terceira vez e propositalmente, se credencia a não atender ao peculiar chamado.

Minutos depois é chamado. Um dos superiores sai da sala e o chama pelo nome num tom de voz intimidador. Adentrando à sala, o adolescente é questionado do motivo de não ter atendido aos apelos dos superiores e a resposta do jovem foi a seguinte:

– Eu não sou um animal para ser chamado dessa forma!

A declaração não foi bem recebida e o clima ficou tenso naquela sala. O jovem foi recriminado pela atitude e, após a reprimenda, recebeu a demanda de serviços a serem executados naquele dia. E, ao retornar do trabalho externo no final da tarde, lhe é comunicado pelos superiores que seu contrato de trabalho havia chegado ao fim. O mundo parecia que ia cair na cabeça dele, pois afinal uma conquista que ele sonhava tanto teria sido aniquilada por sua própria culpa. Os sentimentos de remorso, ansiedade, angústia e descrença invadiam seus pensamentos e a decepção consigo mesmo era muito pesada, ainda mais para um adolescente com esse perfil tão autocrítico.

Essa foi a chegada de um jovem HAS ao pérfido mundo do trabalho, com suas ilusões, perigos, recompensas, armadilhas e frustrações densamente experimentadas. E esse foi só o começo da jornada, pois ainda havia um longo caminho pela frente.

FELIPE FRAZÃO

Um cara altamente sensível

Trabalho e mais trabalho

Sempre foi muito claro para mim que para se viver é necessário pagar. Como diz a letra da música, "...tem de pagar pra nascer, tem de pagar pra viver, tem de para pra morrer...". Desde cedo tive o entendimento que tudo que eu quisesse ter, teria de comprar.

Crescemos com a presença constante da escassez, até mesmo o básico, alimento, era escasso e deficiente.

Toda aquela penúria me fez pensar muito em como se superar e ter uma vida mais confortável.

Nas espirais de pensamento daquela criança diferente, surgia tantos por quês. Por que nossa casa era tão pequena e inacabada, por que só tinha uma cama para tantas pessoas dormirem, por que só se podia beber água gelada na casa dos outros, por que só podia assistir à televisão na casa dos outros, por que a válvula da panela era tão diferente e mais feia que as outras, por que tanto mingau de fubá, por que precisava esquentar água para tomar banho de caneco, por que precisava acender o fogão à lenha, para esquentar água do banho, por que tinha de catar lenha para acender o fogão, por que meus colegas tinham carrinho de controle remoto e eu não, por que tínhamos de puxar água da cisterna? Por quês e mais por quês... por que meus cadernos tinham folhas escuras, por que na escola, meus colegas tinham o livro didático e eu não, por que tinha de ficar devendo as fotos que se tirava na escola. Tantos por quês e levaram a ter essa certeza: tudo que eu quisesse, teria de pagar. Ninguém pagaria nada para mim. Desenvolvi uma certeza enorme de que teria uma vida melhor quando crescesse. Pior que aquela vida seria só a doença ou a morte.

Foi justamente a doença do meu pai que fez com que vivêssemos aquela vida dura, desconfortável. Era muito difícil para nossa mãe conseguir fazer com o pouco que ela recebia no seu trabalho como faxineira. Hoje percebo que aquela situação difícil despertou em mim a convicção de que a vida é paga e que para pagar é preciso trabalhar.

Desde bem cedo comecei a ver o benefício do dinheiro. Juntava as latinhas e as vendia, assim podia comprar um pãozinho doce, carretel de linha para soltar papagaio. Era uma certa evolução porque a linha para soltar papagaio que tínhamos era a linha de plástico, retiradas do saco de linhagem que utilizávamos para catar as latinhas. Pequenas conquistas, mas com um significado muito grande para uma criança.

Para ganhar dinheiro fazia de tudo, vendia coxinhas, biscoitos de polvilho, catava esterco e vendia, limpava quintal, vendia cervejas nos jogos e eventos diversos. Nessa época, ganhava bastante dinheiro para um adolescente e já estava acostumado em ter alguma renda. Já fazia compromissos e cumpria-os.

O funcionário instável

Era chegada a hora do meu emprego de carteira assinada e, se foi coincidência ou não, não sei, mas sempre gostei das farmácias. Sentia-me bem em estar naquele local, limpo, organizado, silencioso, as estantes com as caixas de remédios bem organizados.

Consegui meu primeiro emprego como auxiliar de embrulhos numa rede de farmácia de Belo Horizonte. Trabalhei um ano e meio. Ali recebi meu primeiro salário, abri meus primeiros créditos nas lojas e comprava minhas coisas.

Foi maravilhoso ter a liberdade de adquirir as coisas que eu quisesse. Poder escolher e me manter com o fruto do meu trabalho. Apesar de gostar do local e do pessoal, depois de um ano e meio pedi para sair de lá. Estava me sentindo mal na empresa e queria conhecer coisas novas. Na verdade, eu estava cansado e enjoado daquela empresa. Sentia que era hora de mudar. Ainda hoje posso lembrar das pessoas, situações, brincadeiras e de algo que me recordo tanto que é o cheiro de farmácia.

Sempre gostei dos livros. Desde meus primeiros anos da escola frequentava as bibliotecas. Gostava daquele ambiente. A geometria do lugar me chamava a atenção. As prateleiras longas com as repartições, a organização alfabética dos livros, as mesas ora redondas ora quadradas. Tudo aquilo era alvo de minha observação. Cito isso tudo porque, ao sair da farmácia, a próxima empresa que eu entraria seria uma distribuidora de livros.

Vi um anúncio que precisavam de um auxiliar de expedição e logo peguei minha carteira e fui verificar a vaga. Ao chegar na empresa, me dei conta que era uma empresa de seleção profissional, uma agência de empregos.

Precisavam de um auxiliar de expedição e, como eu havia trabalhado na farmácia de auxiliar de embrulhos, vi que poderia conseguir aquela vaga.

Fiz a inscrição e passei. Fui consideradoapto a preencher aquela vaga.

Minha surpresa se deu quando me encaminharam para apresentar-me na empresa e, ao chegar lá, pude ver que iria trabalhar com os livros, algo que tanto gostava.

Foi um tempo muito importante para mim, pude crescer como pessoa, e como funcionário. O salário era melhor.

Tive muitas experiências boas, outras nem tanto. Abusei do consumo de álcool, experimentei droga.

No início era bem motivado, desempenhava bem o meu trabalho. Até consegui uma promoção. Arrumei uma namorada. Minha primeira namorada no local de serviço. Com o passar do tempo, foi ficando chato o trabalho, o descontrole financeiro me fazia acreditar que ganhava pouco e precisava trocar de serviço para ganhar mais.

O trabalho estava excessivo, a distância, a necessidade de usar o transporte coletivo, a relação com alguns colegas de trabalho já não era boa. Havia brincadeiras que não gostava, apelidos. Após três anos e meio, pedi para ser demitido. Acredito que havia saturado, chegado ao meu limite. Precisava de novos ares para trabalhar motivado.

Trabalhei no mercado de livros por muito tempo e passei por várias empresas. Uma coisa era comum em todos os empregos. Trabalhava motivado. Gostava do trabalho, conseguia manter minha família, esposa e filhos, porém com o passar do tempo, cansava daquele serviço e queria mudar. Nunca tive medo de mudanças. Sempre que cheguei ao meu limite não tive medo de mudar. Acredito que meu limite era quando percebia que as coisas não estavam bem e que não mudariam.

O salário não aumentaria, as metas não iriam parar de aumentar, o trabalho que não diminuiria, ao contrário, aumentaria cada vez mais. As cobranças aumentariam, o estresse aumentaria. A injustiça de ser mencionado somente quando errava e ser esquecido quando acertava. Quando sentia que estava vivendo no meio de tudo isso, preferia sair daquele meio do que tentar mudar.

Era muito difícil para uma pessoa que tentava fazer sempre o mais certo possível, ser prudente e responsável, manter o equilíbrio no local de trabalho. Foi buscando equilíbrio e paz que troquei tantas vezes de emprego.

O ambiente de trabalho foi, para mim, um local de aprendizado muito grande. Com o passar do tempo pude me conhecer muito na relação com colegas.

Demorei a compreender o porquê de não conseguir manter a estabilidade nos empregos. A saturação. O acúmulo de cansaços. Sustentar rotineiramente a automotivação não é tarefa fácil. A rotina de levantar-se cedo, não me alimentar direito, tomar ônibus lotado, cumprir oito horas de trabalho se cobrando o tempo todo por excelência e cumprimento de metas, com sorriso no rosto mesmo quando há tristeza imensa internamente, lidando com tantas pessoas diferentes, excesso de trabalho, barulhos, cobranças, tantas vezes ser mal tratado por clientes, traído por colegas. Saber que o salário não seria suficiente, nem mesmo para pagar as contas do mês e, esporadicamente, não seria possível nem almoçar, muito menos me divertir um pouco. Circunstâncias assim fizeram grande parte da minha vida no trabalho. Sem vitimismo, porque isso é muito comum na sociedade e na vida do trabalhador brasileiro. Mas há tipos de personalidades, há pessoas, como eu, que sentem muito tudo isso de maneira mais forte, intensa. Afinal, tudo em nós é mais intenso. Estamos conectados o tempo todo com tudo e com todos desde que nascemos. Imagina um disco rígido lotado, ficamos assim cheios, saturados, lentos. Algo que me é dito hoje, faço conexão com o tempo de infância e imagino o futuro e, assim, vou fazendo conexões sem parar. Somos assim. Isso contribui para nossa saturação e enquanto não nos conhecemos e sabemos lidar com nossa maneira especial de ser, nos agredimos muito, saturamos e muitas vezes adoecemos. Ficamos estranhos aos outros e a nós mesmos. Muitas vezes somos chamados de certinhos e exigentes e isso não chega perto do que cobramos e exigimos de nós mesmos. Nos cobramos demais! Nos angustiamos, desenvolvemos fobias, medos, ansiedade, depressão, busca por fugas nos vícios e exageros.

Por quase vinte anos, estive no mercado livreiro. Foi muito bom poder cuidar de minha família trabalhando em algo que eu gostasse: os livros.

Porém, nada dura para sempre e era chegada a hora de mudança novamente.

Estava trabalhando de representante de uma distribuidora de livros e precisava viajar. Já estava precisando parar de viajar um pouco, pois senti que estava ficando muito ausente na família. Os filhos crescendo, meu filho entrando na adolescência, queria estar mais próximo dele e da esposa e minha filha. Queria passar mais tempo com eles. Então a vida resolveu dar um empurrão para essa mudança que eu ainda tinha receio.

Numa partida de futebol, naqueles momentos de recreação da empresa, me machuquei. Tive uma lesão no joelho e precisei fazer uma cirurgia. Fiz a cirurgia, o tratamento de recuperação com fisioterapia e voltei a trabalhar, porém, precisava fazer reforço muscular em academia e isso era difícil de fazer comigo viajando. Tentei conversar com a empresa para eu trabalhar sem viajar, para fazer a recuperação, mas não houve muita compreensão por parte dos meus gestores. Já estava meio saturado na empresa e vi ali que a única solução era eu sair da empresa e assim o fiz.

Em meio a dores e incertezas, priorizei a saúde e deixei aquele trabalho.

Me senti melhor com aquela decisão pois estava optando por cuidar de mim e ainda poder estar mais próximo da minha família.

Estando totalmente reabilitado, pude iniciar um trabalho por conta própria. Compramos uma Kombi e fazia transportes diversos.

Mais uma vez, Deus interveio na nossa história e nos iluminando nos levou às melhores decisões.

Sempre tive um sonho de consumo que era ter um carro Escort. Achava aquele carro bem bonito e pensava em comprar um. Quando saí da empresa, tive um bom acerto de contas e logo pensei em comprar aquele Escort que eu tanto sonhava em ter. Até que já tínhamos um bom carro para a família. Tínhamos um Uno seminovo. Um carro que nos atendia muito bem. Naquele momento não era necessário outro carro de passeio, mas minha vaidade insistia em me dizer para eu comprar aquele carro, o Escort. Pesquisei bastante até encontrar o Escort que eu queria, fizemos todas as tratativas, o carro tinha um bom preço. Ia fechar aquele negócio e ainda sobraria um dinheiro. Até hoje não sei o porquê do negócio não ter se concretizado. Acredito que foi Deus que interveio, me iluminou que seria melhor eu comprar um carro de carga, um carro que desse pra eu trabalhar, pois eu iria trabalhar por conta própria. Assim, eu mudei de ideia e comprei uma Kombi. Com um dia eu pesquisei, achei a Kombi e no outro dia eu a busquei. Com a Kombi pude trabalhar por conta própria e sustentar minha família por um tempo.

Esse fato me fez compreender como Deus intervém em nossa vida e nos conduz ao melhor caminho sempre.

RAMON BENEVIDES

A interação com outros homens

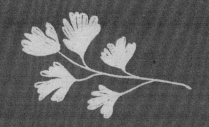

"Os homens de hoje não podem reivindicar a sua identidade através da cultura porque são obrigados a encontrar outros homens não iniciados como modelos ou sucumbirão aos valores vazios de uma sociedade materialista. Novamente, antes que a cura possa começar, os homens devem reconhecer a realidade do que está dentro. Entre essas emoções confusas está uma profunda tristeza pela perda do pai pessoal como companheiro, modelo e apoio, e uma profunda fome pelos pais como fonte de sabedoria, consolo e inspiração."

JAMES HOLLIS

Desde muito pequenos, aprendemos que para pertencer ao mundo dos homens precisamos nos submeter a um padrão de conduta que define o que é ser homem. Este padrão diz que os homens precisam ser fortes, decididos, durões, ativos e ter tudo sobre controle. Ele é transmitido de diversas formas, diretamente por nossos pais, avós, nos filmes e novelas que assistimos, nas piadas e conversas. Os meninos que atuam fora deste padrão e ousam expressar sentimentos, como medo, insegurança, ansiedade e tristeza, são normalmente vistos como feminizados e são excluídos e humilhados pelos outros meninos. São rotulados como chorões e aprendem que devem engolir seu choro e reprimir suas emoções para evitar serem hostilizados.

O desejo por relações interpessoais e pertencimento a um grupo, a uma comunidade, é uma motivação humana fundamental, porém a sensação de pertencimento não vem somente com o fato de estar junto de um grupo, mas tem relação com a identificação. Se não nos identificamos com o grupo, não sentimos pertencimento.

Sentimos a falta de referência de homens que nos ensinassem a ser homens e sensíveis, que nos mostrassem que ter empatia e expressar emoções não são contrários à masculinidade e, sozinhos, sem contar com outros iguais a nós, tivemos que encontrar a nossa forma para interagir com outros homens, e buscar pertencer, ainda que muitas vezes tivéssemos que sacrificar a nossa essência.

FÁBIO AUGUSTO CUNHA

Homem, você?

Meu relacionamento com os homens ao meu redor sempre foi uma questão delicada. Por quê? Porque eu sempre senti que a minha forma de pensar e agir ia na contramão do que a maioria dos homens fazem e pensam. Quando você percebe que as suas características podem trazer dificuldades e problemas de convivência, existem algumas opções a seguir. Uma delas é esconder quem você realmente é, e tentar emular o comportamento padrão, de forma a não chamar atenção indesejada.

Eu sempre fui tímido e retraído, e esse infelizmente é o tipo de característica que acaba chamando a atenção das pessoas, simplesmente por ser diferente do padrão. Na escola, se você não se enturma na rodinha de amigos, se você não joga futebol nem fala de mulher, então de duas uma: ou você é o esquisito, ou você é homossexual. Na adolescência, época em que todo homem precisa provar o seu valor e mostrar que ele tem algo a oferecer, a competitividade se torna algo padrão, seja nos esportes, nos relacionamentos românticos ou mesmo na convivência entre amigos. Como mencionei anteriormente, uma das táticas para se misturar é tentar emular o comportamento padrão, algo que eu tentei várias vezes, a maioria sem sucesso. Por não me sentir igual aos outros garotos, eu tinha dificuldades em me aproximar deles. Por não ser tão agressivo e competitivo, eu não jogava esportes, e tentava fugir de brigas o máximo possível. Por não sentir prazer em zoar e humilhar os colegas, eu é que era zoado e humilhado.

A pior parte disso é quando você tem na sua família um homem que segue esses padrões de comportamento ao pé da letra. No meu caso, era um dos meus irmãos. Ele sempre foi um cara que se dava bem com outros homens, teve várias namoradas, era bem agressivo e se irritava com facilidade. Jogava futebol, e adorava falar de mulher nas rodinhas de amigos. Em suma, meu total oposto. Eu nunca consegui ser realmente próximo ao meu irmão. Mundos muito diferentes, formas de pensar completamente opostas. Uma vez ele chegou a me perguntar com total seriedade se eu era gay, com um ar de preocupação na voz. Quando desmenti, ele não acreditou de início, mas aceitou. Sou hétero, mas só pelo fato de não ser um "homem padrão", minha masculinidade foi questionada (deixando claro que não há, da minha parte, nenhum preconceito contra homossexuais, mas na minha juventude isso era visto como uma forma de dizer que alguém não era um homem de verdade).

Além disso, tem o meu pai. Ele é um homem comum, trabalhador, esforçado, de poucas palavras. Por ter sido criado numa época diferente, ele não costuma demonstrar muito suas emoções. Minhas melhores memórias com ele vêm da minha infância, uma época mais leve, em que você vê os seus pais como infalíveis. Ao longo da minha adolescência e início da vida adulta, o meu relacionamento com o meu pai foi se tornando mais distante por uma série de fatores. Ele acabou saindo de casa depois de uma infidelidade conjugal por parte dele. Apesar de não ter abandonado a família, ele passou a exercer apenas o papel de provedor, e deixou o papel de pai em segundo plano. Essa situação feriu muito a minha mãe, e eu acabei servindo de suporte emocional dela, algo que me drenou muito. Eu acabei não tendo uma figura paterna em um momento complicado, que é a adolescência, uma época cheia de incertezas e confusões. Navegar a juventude sem um porto seguro é algo difícil, e com todo respeito às mulheres, existem conselhos que só um homem pode dar a outro homem, pelas próprias experiências que já viveu. A sensibilidade em excesso não tornou nada mais fácil. Hoje em dia eu tenho um contato maior com o meu pai. Talvez a idade tenha o feito perceber que estar perto dos filhos é algo importante, ou talvez ele sinta que consegue falar de igual para a igual comigo agora que ambos somos adultos. Sinto que o tempo que passou não volta mais, mas o tempo que ainda resta tem que ser aproveitado. Não posso esquecer a ausência que ele causou, mas, ao mesmo tempo, acho que um dos aspectos de se tornar mais velho é entender que a vida nunca é simples, e certas decisões ruins são tomadas por fatores que só quem fez sabe explicar. Ainda não posso chamá-lo de amigo, mas acho que o que temos agora já é um começo.

Honestamente, não acho que meu pai e meus irmãos sejam capazes de entender o que é essa alta sensibilidade. As mentes deles foram ensinadas a acreditar que sensibilidade é sinônimo de fraqueza. O mundo ao redor deles os condicionou a isso. Portanto, eu não emulo comportamentos, eu não finjo ser algo que eu não sou, mas também não me mostro por completo aos homens ao meu redor. Ser sensível demanda sabedoria e, principalmente, cuidado. O ser humano possui um instinto natural de rejeitar o que considera como fraqueza, ou de se aproveitar disso para benefício próprio. Quando você é visto pelos outros dessa forma, o seu senso de autopreservação fala mais alto. Sinto que perdi oportunidades de ter amizades, experiências, contatos com muitas pessoas ao longo da vida por ser do jeito que eu sou, mas, ao mesmo tempo, valeria a pena ter tudo isso se você não puder ser você mesmo?

THIAGO DOS SANTOS

Herói, vilão ou vítima

Quando criança, por volta dos 8 ou 9 anos, eu brincava muito de polícia e ladrão. Formávamos dois grupos com quantidades semelhantes de participantes. Os policiais tinham que prender os ladrões. Cabia, então, aos policiais contar até dez, de olhos bem fechados, enquanto os ladrões corriam, escondiam-se. Depois que todos os ladrões eram capturados, a situação se invertia.

Todos os meninos se envolviam bastante na brincadeira, a diversão era garantida. Quando cansávamos, o passatempo mudava e, assim, sucessivamente. No fim da tarde, tudo se resumia em: lanche, boas risadas e alguns arranhões.

O tempo passou. Parei de brincar de polícia e ladrão. Comecei a brincar de herói, vilão ou vítima. Permaneci com esse "divertimento" por um longo período.

Quando se está no papel de herói, acabamos colocando em nossos ombros a responsabilidade de todos os problemas que passamos. E desde muito cedo eu fui absorvendo diversas questões, culpando-me, por exemplo, pela falta de habilidade ou frieza para matar pássaros, o que meus amigos faziam tão bem e, por isso, sentia-me tão diferente deles. Um dia matei um passarinho com um estilingue, para provar que era tão homem quanto meus amigos. Parecia que tinha morrido junto com a pequenina ave.

Quando se está no papel de vilão, acabamos querendo ter controle de tudo, agredimos e ofendemos o outro. Só que esse outro somos nós mesmos. Passei a ser um grande vilão quando percebi a sensibilidade e quis, então, camuflá-la — uma vez que nunca será possível exterminá-la do nosso interior. Mas não quis me aceitar, achei mais fácil odiar-me. Para isso, comecei a agradar aos outros, não importando em desagradar a mim mesmo. Vaguei por muitos anos perdido, na contramão da sensibilidade. Tive uma vida triste, amargurada, incompleta.

Quando se está no papel de vítima, precisamos mostrar que estamos feridos e os problemas são sempre culpa dos outros. Só que novamente esse outro somos nós mesmos. E quando mergulhamos nesse papel, fiz isso em boa parte da adolescência, acabamos alimentando o sentimento de autocomiseração, tão nocivo para muitos, especialmente para pessoas altamente sensíveis. Não tem nada pior do que sentir pena de si mesmo. É como dirigir um automóvel em uma rodovia, de repente, parar no acostamento, sentar-se no banco do passageiro e ficar lá por anos, só acompanhando o fluxo contínuo de idas e vindas dos veículos, quando se permanece estagnado, em uma grande zona de conforto.

Por muitos anos, joguei esse jogo. Até que me cansei, assim como aconteceu com o divertimento de polícia e ladrão. Mergulhei fundo em mim mesmo, vi-me por meio do espelho da alma e percebi que não precisava mais fugir de quem eu era. Não sou herói, nem vilão, tampouco vítima. Sou o que sou; sou um homem sensível. Então, encontro paz.

IVO VALENTE

Referências masculinas

Hoje, felizmente, digo sobre mim a palavra sensível sem nenhum medo ou vergonha. Apesar de ninguém nunca ter me chamado de sensível, eu sentia vergonha e raiva se isso acontecesse quando era mais novo.

Criei muitas máscaras para esconder minha sensibilidade, pois entendia que era outra coisa, tipo fragilidade, feminilidade. Fugi disso porque cresci tentando provar minha masculinidade e força.

Sou o sexto filho de oito, sendo seis homens e duas mulheres, então cresci olhando nas costas dos meus irmãos e felizmente tive um olhar em que podia aproveitar o melhor de cada um deles e sempre atento para ser exemplo para o mais novo do que eu.

Pude copiar a força do Ninison, admirava seu jeito de jogar futebol, sua disposição para o trabalho e o quanto corria atrás dos seus objetivos. Copiei também sua maneira de se envolver com as meninas, de conquistá-las e, nunca tive dúvida, seguiria esse caminho no trato com as meninas e nas minhas conquistas com as mulheres.

Hoje sinto que fui privilegiado porque embora não tivesse uma figura de pai para seguir, tive vários irmãos e isso substituiu muito bem. Deus faz tudo muito certo.

Do meu irmão mais velho, Dark, tentei imitar a inteligência, na busca pelo saber, hábito da leitura , sobretudo, na minha continuidade em buscar pelo caminho de Deus. Observava ele participando na igreja, na comunidade, isso me impressionava. Estava sempre em atividade na comunidade e com o objetivo de levar os jovens para o caminho de Deus.

Acredito que minha busca por Deus talvez tivesse acabado no meio do caminho se não tivesse esse meu irmão para me apontar esse caminho.

De um outro irmão, o Kildare, sempre observei sua alegria . O sorriso fácil, a leveza, embora nunca tenha conseguido seguir esse exemplo porque acho que vem da personalidade, vem de conseguir viver mais superficialidade, lugar onde estão a maioria das pessoas. Talvez o fato de eu ser mais intenso, profundo e sério não conseguia chegar aonde todos estavam. Todos ficavam à tona. Quem sabe um dia conseguirei chegar nesse nível de ficar totalmente à vontade com todos, em que possamos ser mais leves, descompromissados, soltos e, assim, rir mais fácil e à vontade.

Minha maneira reservada de ser sempre me fez sentir medo de ficar assim, na superficialidade. Sempre achei muito vulnerável. A couraça que, sem perceber, criei, me fez viver mais sozinho. Pensava ser um defeito, mas hoje entendo que era apenas defesa. Hoje me perdoo por isso.

Do meu irmão mais novo, o Ricardo, ainda quero aprender sobre ser amigo. Meu jeito reservado, desconfiado, sozinho, profundo de ser, não me ajudou a ter e a ser amigo, nem mesmo de mim próprio. Não aprendi a me abrir, confiar em outros homens, sobre determinados assuntos, nem mesmo nos meus irmãos. Os homens com quem mais me expus foram os padres em minhas confissões.

Cresci assim, observando e copiando o que cada um tem de melhor. Aquilo que fiz de errado, e olha que fiz muita merda, fiz da minha própria cabeça mesmo, sempre movido por paixão.

Acredito que nesse embalo da vida eu demorei a me conhecer. De certa forma, na vida, Deus me conduziu da maneira certa e hoje sou muito grato por Deus ter me feito assim.

O medo, insegurança, desconfiança, solitude, prudência, responsabilidade, sensibilidade, fé, desistências, iniciativa, perdão, a arrogância, safadeza, persistência, resiliência são palavras que têm a ver comigo, ainda quero incluir alegria, a amizade e o prazer sem culpa neste rol de palavras da minha vida.

Uma vida na defensiva não me permitiu ter carinho com amigos. Era muito para um homem que tentava sufocar o tempo todo essa sensibilidade. Carinho pude experimentar com minha mãe, namoradas, esposa e filhos. Tive apenas colegas e conhecidos. Sempre gostei deles, ajudava se necessário fosse, quase nunca pedi ajuda, mas sempre estava ali com um olhar e uma palavra amiga se precisassem. Sempre estive disposto a servir, mas também atento e vigilante para não ser enganado e passado para trás.

Continuei na observação de outros homens além dos irmãos a fim de conhecer aquilo que seria ideal para mim. Professores, colegas de trabalho, artistas que eu gostava. Todos eram, para mim, alvo para minha observação a fim de agregar qualidades e virtudes para eu ser um homem certo e bom.

Ainda na pré-adolescência, tive um professor chamado Jader; dava aula de educação física. Percebi como ele era bem-humorado, sempre com uma brincadeira, um apelido engraçado com os alunos, um conto engraçado, sempre nos fez sorrir e tinha seriedade também, mas suas aulas, apesar de cansativas, eram leves e agradáveis pelo seu jeito de ser. Me recordo bem do professor Vicente, também professor de educação física. Era engraçado porque ele era um senhor mais velho, mas era um sujeito doce. Sempre se sentava com a gente e conversava aqueles assuntos mais tabus, isso nos aproximou mais dele. Era um amigão. Tinha também o professor de matemática, o Silvio. Era um professor inesquecível. Não importava se era preciso parar a aula e conversar sobre um assunto sério e necessário. Sempre terminava suas aulas um pouco antes do horário e batia papo com a gente. Outro inesquecível era o professor Eurípedes, esse não está mais entre nós. Dava aula de contabilidade. Era um senhor mais velho também, um grande amigo. Lembro que sempre nos dava conselho sobre a vida; esse até parava com a gente nas rodas de violão e nos acompanhava na cerveja.

Na época do trabalho continuei nessa observância de homens a fim de copiar aquilo que eu gostasse e achasse que seria necessário para eu me tornar um homem ideal, o homem perfeito.

Com meu primeiro gerente, o senhor Freitas, pude ter certeza do quanto vale a pena ser honesto e isso petrificou em mim essa virtude.

Com poucos dias de trabalho, era meu segundo emprego, na verdade mesmo era o primeiro porque o meu primeiro emprego só durou vinte dias. Então logo que eu entrei e comecei a trabalhar, eu encontrei, caído no chão da loja, 1.500: três notas de 500 novinhas. Fiquei assustado por ter achado bastante dinheiro, era equivalente a um terço do meu salário. Preocupado com o achado, entendi que o correto era entregá-lo ao gerente e explicar onde havia encontrado aquele dinheiro todo. Ele pegou o dinheiro e guardou. Fiquei tranquilo com minha atitude, mas eu queria mesmo é que ele me desse aquele dinheiro. Passados uns três meses, o senhor Freitas me chama no escritório, e quando a gente é chamado no escritório, eu pelo menos, já vou com receio por ter feito algo errado e chego tremendo. Isso tem a ver com a alta sensibilidade. Entrou no escritório o senhor Freitas, me pede para sentar-se e fala do dinheiro que eu tinha achado e me diz que guardou para entregar no caso de alguém que tivesse perdido procurasse. Como ninguém procurou, ele deu o dinheiro para mim. Fiquei muito feliz, afinal era uma boa grana. Ali, naquele dia, eu pude ter certeza o quanto vale fazer o correto e ser honesto. Aquele meu gerente não sabia que estava me formando na honestidade e justiça.

Naquela mesma empresa, a drogaria Araújo, eu conheci um dos caras mais legais e que me inspirou muito a buscar o seu jeito de ser. O Vanderlei era o engenheiro agrônomo da loja, camarada, amigo, bem-humorado, muito sábio e competente. Me passava bastante conselho e orientação, sempre com um sorriso largo; recebia todo mundo. Com ele pude tomar gosto pelas plantas, algo que sempre tive interesse e sobre o meio ambiente também. Observava atento quando ele atendia o cliente e explicava sobre os defensivos agrícolas. Falava de doenças das plantas, emitia a nota, a receita autorizando a utilização daquele material. Legal que, quando ele falava das doenças da planta, às vezes o cliente levava um exemplar de fruta doente de sua cultura e o Vanderlei explicava a doença e, de quando em quando, onde havia uma mancha, ele enfiava o canivete e extraía um bicho, uma larva. Ali já explicava a doença da lavoura e receitava o remédio. O cliente saía feliz. Aquilo era uma aula para mim. Vanderlei foi um colega de trabalho inesquecível. Tive muitos colegas de trabalho, mas poucos inesquecíveis.

Tinha também o Toninho Camburão, também chamado por Toninho Toc Toc. Era uma outra empresa, uma distribuidora de livros. Foi um gerente que viu valor em mim, me deu até uma promoção. Acho que foi a única vez que fui promovido a algo nas empresas. O Toninho era a comédia. Observava muito o seu trato com as mulheres e com ele pude perder, na conquista, aquele medo das mulheres. Ele sempre estava rodeado de mulheres, era bem-humorado. Sempre contando casos dos pagodes, assim chamava a atenção delas. No final, estava sempre com os braços no ombro de alguma. Eu ficava furioso quando abraçava a Cláudia porque essa eu era bem apaixonado. Ali era meu segundo emprego e, embora tivesse essa garota que eu gostava, também tinha outras e eu não pegava nenhuma, afinal não tinha coragem para tal empreendimento. As observações que tinha do Toc Toc me serviram e me inspiravam a ser mais corajoso com as garotas, mais cara de pau. Foi assim que eu arrumei uma primeira namorada no ambiente de trabalho. Tinha 19 anos e meio. A empresa contratou uma garota chamada Kátia e eu a achava muito bonita. Admirava-a bastante. Era branquinha com os olhos verdes e me dava atenção. Observei alguns dias, deixei ela ver que eu admirava; eu percebi que teria uma chance. Falei pra ela do meu sentimento por ela, convidei-a pra sair e ela aceitou. Foi ali que tudo começou. O pessoal da empresa logo ficou sabendo que estávamos saindo, também o gerente o Toninho Toc Toc. Lembro dele cutucando meu ombro, dizendo "Cuidado com essa garota, hein! Você é o cara!" Rimos bastante.

Assim, fui observando irmãos, colegas, professores, chefes e absorvendo deles aquilo que me servia, que eu pudesse copiar a fim de ser um homem ideal, perfeito.

Um colega de trabalho, chefe e amigo, que tive e ainda tenho contato com ele, é o Edesio. Cara gente fina. Com ele aprendi que vale a pena ser amigo, humilde. Humildade é a palavra dele. Apesar de ser o chefe, nunca utilizou de autoridade como forma de superioridade. Ficava impressionado com tamanha humildade. Ria fácil, tinha leveza no trato com a vida e com os outros. Essa é uma das maiores características que admiro nas pessoas: simplicidade e leveza. Sempre busquei por isso. Sei que um dia conquistarei.

Edesio era o motivo de riso da empresa. Não havia alguém que não tivesse um caso engraçado dele para contar.Conta ele mesmo que certa vez, ainda era funcionário novato em uma livraria, e num belo dia entra um rapaz na livraria e pede o livro do autor Osvaldo França Junior, cujo título era *Aqui e em outros lugares*. Sem compreender bem a solicitação do cliente e disposto a atender, ele começa a mostrar a livraria e dizer: temos sim. Temos livros aqui, ali, temos lá também. Temos livros em todos os lugares aqui. O cliente ouvindo e acompanhando, sem entender bem, observava o vendedor apontar as prateleiras.

Nessa mesma livraria, conta ele que um outro vendedor foi atender o cliente, que pediu o livro *Fausto*, de Goethe. Sem compreender bem e conhecer o livro, o vendedor saiu a pedir ajuda aos outros vendedores, dizendo: "Aqui tem o livro *Falso Foguete?*" Nem mesmo conseguiram responder porque se acabaram de tanto rir.

O caso do bombom é hilário. Conta ele que uma colega de loja havia comprado um bombom e, não resistindo, estava a comer o bombom na loja mesmo, naquela hora. Estava feliz comendo, quando nossa outra amiga, a Angela, pede um pedaço do bombom. Solícita e gentil, a Nina passa o bombom para que a Angela pudesse comer um pedaço. Ela comeu e devolveu o bombom para a Nina, que continuou a saboreá-lo. Quando a Nina dá mais uma mordida no bombom, a Angela vem correndo, aos berros, não engole! Não engole não porque meu dente está aí dentro!! Queria dizer que não era pra Nina engolir aquele pedaço que estava comendo porque, na mordida que ela tinha dado no bombom, o dente dela, o pivô, havia se soltado e ficado dentro dele, e se a nina engolisse, iria engolir seu dente. A gargalhada foi geral. Esses são somente alguns dos engraçados casos do Edesio.

RAMON BENEVIDES

A descoberta do traço e a ressignificação da vida

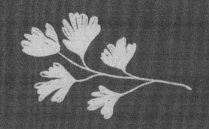

"Nosso traço de sensibilidade também nos torna reservados, introvertidos, com necessidade de mais tempo de solidão. Como as pessoas sem o traço (a maioria) não entendem isso, elas nos veem como tímidos, assustadiços, fracos ou, o maior de todos os pecados, antissociais. Com medo desses rótulos, tentamos ser como os outros. Mas isso nos leva à hiperagitação e ao sofrimento. Assim, acabamos rotulados de neuróticos ou loucos, primeiro pelos outros e depois por nós mesmos."
ELAINE N. ARON, 2021.

A vida de um homem altamente sensível (HAS), apesar de lhe proporcionar momentos belos e verdadeiros, uma vez que seu instinto sensorial lhe permite apreciar as pequenas facetas da vida em toda sua magnitude, também é severa quando esse indivíduo se depara com situações de estresse, frustrações e outras intercorrências negativas na sua jornada como ser humano. A descoberta do traço é algo libertador e antes o que era confuso e disforme, agora se traduz em essência e autoconhecimento. Muito do que era incompreendido faz-se coeso e inteligível dentro da sua percepção e leitura de si mesmo.

As explanações a serem narradas a seguir visam proporcionar ao leitor a sinestesia do encontro com o "EU" dos personagens reais dessa obra. O sentimento que lhes foi acometido ao despertar para um mundo do qual ele sempre fez parte, porém que sempre lhe passou a impressão de desprezo e isolamento.

Nesse sentido, presume-se que a esperança que os invadiu também possa confortar àqueles que estão "chegando agora", e que esse sentimento de pertencimento faça reverberar as virtudes que muitos dos homens que leem este livro possuem, porém se encontram negligenciadas por sentimentos de baixa autoestima, incompreensão e desolamento. E que suas tão e especiais características de sensibilidade e sensorialidade não sejam mais vistas como um desencaixe social ou um transtorno emocional, mas sim valoradas como um importante complemento ao desenvolvimento e a sobrevivência do mundo ao qual pertencem.

FERNANDO A. A. REIS

O elo perdido da minha vida

O vídeo falava das pessoas empatas, pessoas esponjas. Pessoas que não sabiam dizer "não", pessoas que gostavam muito de agradar aos outros, que absorviam muito a dor de outros. Me identifiquei totalmente com as pessoas empatas. Eu era aquilo tudo. Muita intuição, o constante sentimento de ser injustiçado, pensamento contínuo, paixão intensa. Procurei aprofundar mais no assunto e queria conhecer também e, principalmente, o aspecto científico do tema. Até ali tinha muito de sobrenatural, algo subjetivo, esotérico. Tinha mais interesse por estudos científicos.

Havia feito um pedido a Deus que me mostrasse qual era meu propósito de vida, o que Ele queria de mim. Já havia tantas vezes servido às comunidades, ajudado na igreja como catequista, ministro da Eucaristia, já havia constituído família e acabara de me separar da esposa. Ainda precisava saber como poderia continuar ajudando a Deus, servindo às pessoas porque tantas vezes eu iniciei projetos de ajuda, sempre fiz algo pelos outros, mas sempre era interrompido. Ao meu entender, ainda não era aquilo que Deus queria de mim. Ainda tinha algo por aprender e fazer.

Ao conhecer o termo "empata", que eu nunca tinha ouvido falar, aprofundei-me mais e cheguei à empatia, pude compreender e me identificar. Ampliou-se um pouco mais a compreensão sobre "ajudar os outros". Fiz buscas sobre personalidades e, ao fazer esses testes para conhecer um pouco mais sobre a minha, descobri muito de empatia em minha maneira de ser. Consegui respostas para algumas perguntas que tinha sobre mim. Por exemplo, "por que desde muito cedo eu sabia, mais ou menos, o que as pessoas estavam sentindo, pensando e, às vezes, até sabia o que elas fariam?". Percebia fácil como estava o humor delas. Parecia que sempre havia um aviso para mim daquilo que iria acontecer. No começo tinha em meus pensamentos algo sobre mediunidade e isso me levava a buscar por Deus. Quando mais velho, entendia como uma percepção mais fácil, um dom que eu tinha.

Tantas novas perguntas sobre mim mesmo, tantas respostas para velhas perguntas.

Em meio a tudo isso, conheci os termos alta sensibilidade e pessoas altamente sensíveis. Confesso que queria pular esse termo, "sensibilidade", porque, igual à maioria das pessoas, eu comparava a sensibilidade ao feminino, fraqueza, e ainda não imaginava ou queria imaginar que minha personalidade tivesse algo de sensível, fraco. Em nossa sociedade, nós, homens, somos estimulados, desde cedo, a ser o mais forte, competitivo, vencedores e o garoto que não se enquadra nesse modelo acaba se sentindo inferior, sendo motivo de observação por todos e, quando criança, até mesmo sofrem *bullying*.

Antes de me conhecer, desenvolvi uma fortaleza para me encaixar, ser aceito. Talvez essa busca pelo encaixe me obrigou a usar máscara que não cabia muito em mim, era incômoda para mim, mas era melhor que o incômodo do preconceito e do *bullying*. Era muito comum algum adulto perguntar por que eu estava triste, dizer que eu era muito caladinho. Quando diziam que eu era bonzinho, até gostava, mas sabia que tantas vezes ser bonzinho me custou tanto. Embora tivesse certeza de que não estava triste, não sabia explicar o porquê transmitia essa impressão. Não sabia responder aos questionamentos externos e muito menos os internos e, com o passar do tempo, meu semblante foi se tornando sério, de angústia e o sorriso ausente. Sentia-me diferente da maioria, me identificava com poucos e poucas, mas tinha uma certeza: nunca inferior ou superior a alguém.

Desenvolvi uma necessidade de agradar para ser aceito, amado. Busquei fazer o melhor em tudo, mostrar competência para ser igual à maioria e, sem perceber, fui me tornando perfeccionista, exigente com todos e, principalmente, comigo mesmo. Tantas vezes me peguei questionando as injustiças do mundo refletidas na injustiça, que sentia em mim mesmo pelo fato de eu me esforçar tanto para ser correto, bom, fazer o certo, ajudar aos outros e sentir que não era percebido nesse esforço e ainda havia críticas.

Esse conflito era meu companheiro, no entanto, canalizava tudo para Deus. Sempre tive certeza de que se o mundo foi injusto com Jesus Cristo, seria injusto comigo também. Deus sempre foi meu pai, e amigo. Sempre tive certeza de que não era errado e que um dia as respostas viriam.

Em meio aos estudos conheci o termo "PAS": Pessoas Altamente Sensíveis, e encontrei o site da doutor Elaine Aron,[2] uma psicóloga e pesquisadora norte-americana, que dedicou-se ao estudo dos relacionamentos interpessoais, especialmente sobre a sensibilidade de processamento sensorial (SPS). Em 1991, ela e seu marido, doutor Arthur Aron, iniciaram os estudos sobre o traço de temperamento inato e a alta sensibilidade. São os dois principais cientistas a estudar a psicologia do amor e dos relacionamentos íntimos. Pioneiros no estudo da sensibilidade e do amor usando imagens de ressonância magnética funcional.

Comecei a ver o *site* e no início havia algumas perguntas e, em todas elas, minha resposta era sim. Devorei aquele conteúdo do *site* e ali havia um questionário para saber se uma pessoa era ou não altamente sensível. Respondi ao questionário e, a partir das minhas respostas, concluí que tinha o traço da alta sensibilidade.

---

2 Autora de vários livros na área, começando pelo livro *The Highly Sensitive Person* – https//hsperson.com/about-dr-elaine-aron/.

Eu era um PAS. Isso respondeu alguns questionamentos antigos. Aprofundei-me nesse assunto e li alguns livros sobre o tema, tais como, *Use a sensibilidade a seu favor*, de Elaine Aron, *Vivendo à flor da pele*, de Marie Esch e Eliane Sales, e o *Pessoas Altamente Sensíveis*, da Elaine Aron. O curioso é que há muito tempo eu já havia esbarrado com o livro *Use a sensibilidade a seu favor*. Nessa época, eu era vendedor em uma livraria e pude vender alguns dele. Achava o título interessante, mas nunca havia parado para ler o livro. Talvez ainda não fosse a hora, coisas de Deus.

Após as leituras, fui tomando conhecimento, me identificando com o traço da alta sensibilidade e, com isso, fui me aceitando melhor naquele jeito de ser. Entendi que, embora eu fosse estranho aos outros e até a mim mesmo, angustiado, sempre buscando a perfeição para ser aceito, eu era normal, diferente, mas normal. Não tinha um problema. Aliás, conheci a beleza desse traço e entendi que tinha muito valor. Deus havia me feito de um jeito diferente, mas com particularidades importantes.

Saber que faço parte de uma minoria, 15 a 20% da população é altamente sensível, me fez entender o porquê de quase sempre pensar e querer agir diferente da maioria do grupo que eu estivesse. Saber que, mesmo sendo minoria, poderia estar certo.

Saber que a SPS (Sensibilidade de Processamento Sensorial), termo científico do traço, é inato, porque por meio de estudos, os biólogos encontraram esse traço em mais de cem espécies, desde moscas de frutas, pássaros, peixes, cães, gatos, cavalos, primatas.

Essa característica, esse traço, reflete um certo tipo de estratégia de sobrevivência, sendo observador antes de agir. Ao saber disso, entendi algumas características minhas, tais como, a cautela em tomar decisões, a lenta e às vezes exaustiva maneira de avaliar todas as possibilidades possíveis antes de uma tomada de decisões, porque me atento tanto aos detalhes ao invés de observar o todo, etc. O cérebro de uma PAS processa as informações mais profundamente, então quando olhamos para algo, focamos totalmente naquilo, meio que usamos vários sentidos para observar. Podemos sentir sobre aquilo. Naturalmente, percebendo mais intensamente tudo, ficamos sobrecarregados, gastamos mais energia quando sofremos pressões, excesso de afazeres, compromissos, barulhos, e isso nós não escolhemos, simplesmente somos assim. Com isso, temos necessidade de isolamento e silêncio para descansar e, muitas vezes, somos tidos como tímidos, porém, a timidez é aprendida e não inata.

Lembro de muitas vezes ter sido chamado de chato, tímido, exigente, fresco, certinho, quieto, bonzinho. Mesmo sem saber a verdade sobre mim, nunca dei bola para essas definições. Sempre soube elas eram uma maneira de me definir a partir do ponto de vista deles e nunca daquilo que eu realmente era. Não sabia ainda o que eu era, mas sempre tive a certeza de que um dia saberia.

Foi um divisor de águas na minha vida saber que toda aquela minha maneira de ser, todos questionamentos, toda angústia, todo amor represado, intensidade, paixão, tudo isso tinha um nome e que eu nunca estive sozinho, me fez me compreender, me aceitar, me amar. Entendi que esse pode ser o meu propósito de vida, pode ser a resposta que Deus me deu e me trouxe uma imensa esperança em saber que posso contribuir para a melhoria de vida de muitas PAS, sobretudo, muitos homens PAS.

RAMON BENEVIDES

Quem sou eu?

"Quando eu me pergunto quem sou eu,
sou o que pergunta ou o que não sabe a resposta?"
GERÔNIMO EUSTÁQUIO

Por muito tempo, eu caminhei na contramão.
Perdido, encobrindo quem sou.
Bem cedo, eu fui descobrindo que era diferente.
Parecia que eu era uma "antena" que captava vários
estímulos no ambiente.
E sou.
Mas hoje para mim isso está tudo bem.
Antes, não!
Aquele menino que tinha medo de matar pássaros,
Aquele menino que não gostava de brincadeiras muito violentas,
Aquele rapaz que não conseguia olhar para as mulheres de forma
muito desrespeitosa,
Aquele homem que se viu deslocado ao tentar realizar atividades
típicas masculinas,
Esse ser, que sou eu, tentou se esconder por muito tempo.
De mim mesmo e dos outros.
Eu nunca quis aceitar minha sensibilidade.
Tentei camuflá-la o máximo possível.
E sabe de uma coisa?
Foi uma das estratégias mais estúpidas que utilizei na vida.

Quando tento me esconder,
Eu reluto em aceitar aquilo que sou.
Quando não me aceito,
Aprofundo as feridas que eu mesmo causei em mim,
por me distanciar tanto da minha essência.
Quando me distancio de mim,
Eu sofro amargamente.
Um belo dia, em meio a tanta dor, coloquei-me
em frente a um espelho.
De início, eu não tive coragem de ver a minha imagem.
Vi apenas uma sombra, pois olhava somente
com o canto dos olhos.
De repente, tive a coragem de olhar-me olho no olho.
Vi a sensibilidade lá no fundo.
Tive medo e fechei os olhos.
Saí de frente do espelho.
Precisei de ajuda para ver-me face a face.
Após poucos meses, em um processo terapêutico,
Coloquei-me novamente em frente a um espelho.
Olhei-me olho no olho.
Com o corpo trêmulo, os olhos marejados, a voz embargada, disse:
"Você estava aí o tempo todo e eu sempre fugia de você",
"Agora, eu consigo te ver e deixar você simplesmente ser",
"Perdoe-me por tentar te matar em mim!"
Foi ali que entendi meu valor.
Foi ali que notei que o diferente é belo.
Eu não precisava mais ter medo de mim mesmo.
Ao ver a minha imagem, pude ver o quanto sou forte,
apesar de sensível.
Na verdade, sensibilidade não é fraqueza.
Não é melancolismo.

Sensibilidade é poder.
Sensibilidade é coragem.
Sensibilidade é ousadia.
Eu me curei quando me aceitei.
Hoje, vivencio a minha sensibilidade de forma leve.
Para que eu possa simplesmente existir.
Sem medo de ser julgado.
Não preciso mais me moldar aos outros,
Não preciso mais tentar agradá-los,
Somente para me sentir aceito ou pertencente a um grupo.
Sou diferente sim!
E daí!?
Sou o que sou.
E ponto.

IVO VALENTE

A compreensão e o despertar

Você se lembra da época de escola, lá pelo ensino fundamental, quando você já se entendia por gente, já tinha uma personalidade característica, já tinha gostos pessoais e manias específicas? Lembra da sua sala de aula, como cada aluno era diferente dos outros, seja em aparência, seja em altura, seja em temperamento? Na sua turma, provavelmente, tinha alunos que se juntavam em grupos por ter gostos e características parecidos. O grupo dos barulhentos, o grupo das meninas, o grupo dos CDFs, etc.

Na sua turma também tinha um ou mais alunos que eram mais quietos, mais reservados, não tinham muitos colegas com quem conversar, e sempre ficavam no cantinho, esperando ser notados ou torcendo para permanecer invisíveis? Então, eu era um desses alunos.

Eu sempre me senti diferente das outras crianças. Sempre dentro da minha própria mente, meio desligado do mundo ao meu redor, brincando sozinho, mergulhado em pensamentos e sonhando acordado. Quando eu era bem novo, com uns 5, 6 anos, isso não fazia tanta diferença. Por vir de origem humilde, as crianças da minha vizinhança brincavam na rua, todas juntas. Não havia nenhum tipo de segregação, meninas brincavam com meninos, brancos com pretos, e como era um bairro sem gente abastada, pobres com pobres. Mesmo me sentindo diferente, eu era aceito pelo grupo, e todos se divertiam juntos.

As diferenças começam a ser mais evidentes naquele momento de transição que todos vivenciam uma vez na vida chamado puberdade. Se eu já me achava deslocado e diferente, isso se tornou algo palpável na adolescência, em que o sentimento de estranheza se tornou solidão. Eu não me encaixava. Por não gostar de futebol e ficar desconfortável falando de mulher, não me encaixei no grupo dos homens. Por ser comportado e quieto, não me encaixei no grupo dos bagunceiros. Por não ter muito trato social, não tinha muito contato com as meninas, etc. Mas para uma coisa eu servi muito bem: ser alvo de humilhantes zoações.

Meu jeito acanhado era prato cheio para colegas que sentiam um prazer perverso em humilhar os outros. As humilhações miravam desde a minha condição financeira até a minha personalidade, chegando uma vez a me fazer chorar na quadra de esportes em pleno recreio, com todos os alunos da escola ao redor. Eu devia ter uns 14 anos de idade na época. Na época, o fato de eu ter caído em prantos me parecia fraqueza, incapacidade de lidar com a situação "feito homem". Ah, se eu soubesse...

Na vida adulta o sentimento de não pertencer ainda me acompanhava, mas as situações que passei até então me ensinaram a lidar com problemas e, principalmente, a fingir. Parecer o máximo possível com todo mundo, firmar minha mente no mundo real. Não que eu fizesse um trabalho excelente, as pessoas ainda tinham um ar de estranhamento com o meu jeitão calmo e reservado, meio distraído, mas pelo menos me tratavam com respeito. Nos meus 20 anos, consegui cultivar um punhado de amizades, algumas das quais tenho até hoje. Foi uma das coisas que me ajudou a seguir em frente.

Apesar disso, o meu excesso de sensibilidade a estímulos negativos me fez fugir da maioria das interações sociais ao meu redor. Anos tendo dificuldade de me aproximar dos colegas ajudou nisso. Meu trabalho na época era repetitivo, e sem esperanças de crescimento ou melhora. Me sentia desanimado com a vida e, quanto mais o tempo passava, mais eu percebia que esse meu jeito nunca ia mudar. Quando eu era mais novo, achava que depois de grande eu magicamente me tornaria quem eu sempre quis ser. Alguém normal. Alguém como o meu pai, ou o meu irmão, que sempre foram rodeados de amigos em cada esquina por onde passavam. Sempre firmes, corajosos, prontos para enfrentar as adversidades de peito aberto. Sintonizados com o mundo ao redor deles de um jeito que eu nunca fui capaz.

Depois de anos me achando um alienígena, comecei a procurar por respostas, algo que me explicasse o porquê de me sentir diferente, o porquê de sentir tanto. Procurando pelas minhas características na internet, achei um texto que mencionava algo chamado "alta sensibilidade". Lendo mais sobre o assunto, cada vez mais aquilo se encaixava com o que sempre senti em mim mesmo: saturação de estímulos, sensibilidade à dor alheia, emoções intensas e difíceis de traduzir a outras pessoas, empatia instantânea por outros, vontade natural de se doar, etc. Todas as coisas que me faziam ficar longe das pessoas por medo de ser mal-entendido, ou humilhado, ou feito de bobo, agora existiam não por uma piada de mau gosto da vida, mas por um motivo real.

Quando descobri o que era ser PAS, foi um misto de alegria e tristeza. Alegria porque eu finalmente tive respondidas questões que me atormentaram por anos a fio, que me faziam achar que tinha algo de errado com quem eu era. Tristeza porque o ideal de homem que eu sempre quis ser agora não era mais possível, pelo simples fato de que não existe "cura" para uma característica que faz parte de quem você é. É algo para o resto da vida.

Eu tenho altos e baixos na minha vida por causa desse traço. Mais baixos do que altos, devo admitir. Ainda acho difícil aceitar e gerir as emoções que sinto, e como as sinto. Tentar ser estoico e fechado a outras pessoas só funciona até certo ponto. A minha real natureza tem a tendência a vir à tona, não importa o quanto eu tente suprimi-la. Tenho pessoas que gostam de mim do jeito que eu sou, pessoas que me respeitam e até algumas que me admiram, mas tenho consciência de que lidar com o mundo lá fora não é nem vai se tornar mais fácil. O mundo muitas vezes não parece ter sido feito para pessoas que possuem uma natureza como a nossa. Então por que existimos?

Talvez a nossa existência seja necessária, não sei.

Vejo muito isso na minha família, na qual, entre os irmãos, eu funciono como uma espécie de elemento de equilíbrio, por ser mais calmo e racional do que eles. Minha mãe tem uma personalidade parecida com a minha, o que me faz pensar que ela seja PAS também. Por isso, o meu jeito acaba sendo um escape para ela, alguém com quem ela consegue lidar de uma forma mais sintonizada, mais pacífica e compreensiva. Sinceramente, se a minha vida puder ser fonte de algo bom para as pessoas com quem eu me importo, então o sofrimento valeu a pena. Espero que de alguma forma eu possa ser fonte de paz e alegria para mim mesmo também, conforme for me aceitando e aprendendo, finalmente, a ser PAS.

THIAGO DOS SANTOS

De um ser estranho à PAS

A descoberta de que era uma pessoa altamente sensível só aconteceu aos meus 47 anos, no dia 1 de julho de 2020.

Desde criança que me via diferente das outras crianças. Como era gago, houve uma mistura de coisas que para uma criança não eram fáceis de interpretar. Fui gago até, mais ou menos, os 12 anos. Durante este período, tudo o que eu poderia associar à alta sensibilidade se confundia com o facto de ser gago. Desse período, o que me lembro que pode ter alguma associação à alta sensibilidade, era que nos meus tempos livres estar sempre a ouvir música, cortar as etiquetas da roupa e gostar de estar sozinho, longe de grupos de pessoas. Como era muito introvertido e sofria de muita ansiedade, mantinha-me sempre muito afastado de pessoas desconhecidas, não me sentia muito à vontade para conhecer pessoas novas e sempre associei todas estas coisas ao facto de ser gago. Tudo batia muito certo com o facto de ser gago, nada me levou a pensar que estes comportamentos poderiam derivar de uma alta sensibilidade.

Depois da escola primária, no ensino preparatório, o meu comportamento mudou um pouco porque já não era tão gago e os colegas eram novos. O peso do meu passado recente, com novos colegas, ficou um pouco apagado. Isso foi uma ajuda para começar a ter mais confiança em mim e tentar fazer novos amigos. Não tive um sucesso extraordinário, mas já tinha mais amigos que na escola primária. Hoje consigo me aperceber que um dos entraves para não ter muito sucesso em fazer novos amigos era pelo facto de eu me ver como uma pessoa diferente, anormal. E achava-me estranho e que fazia algum sentido as pessoas não me quererem conhecer. Lembro-me que não gostava de futebol e também pela minha forma de estar, não era chamado para jugar pelos meus colegas, mas a verdade é que eu também não me importava com isso. Sempre gostei de desportos mais individuais, desportos motorizados era o que mais gostava e gosto de ver. E um facto interessante é que realmente ainda hoje não gosto de desportos coletivos.

Quando passei para o ensino secundário, houve algumas alterações à minha forma de estar e ao meu comportamento, mas novos problemas também surgiram.

No meu primeiro ano do ensino secundário, sofri de *bullying* dos meus colegas de turma. Já estávamos numa idade de começar a pensar mais a sério em ter namorada, olhar de outra forma para as raparigas e isso vai a ser um dos problemas novos. Nos intervalos, todos falavam de raparigas. Nos recreios começava-se a comentar as raparigas que eram mais giras, as mais antipáticas, etc., mas eu não comentava. Primeiro porque era introvertido e muito envergonhado, esse assunto deixava-me muito nervoso, acelerava o meu coração e eu perdia o controlo da situação de tão nervoso que ficava. Em segundo, os rapazes falavam das raparigas de uma forma muito violenta para a minha capacidade de aceitar. Para eles as raparigas eram quase como se fosse um ser inferior e que estavam ali para se usar. Estes dois fatores faziam com que eu ficasse muito envergonhado e sem conseguir falar ou comentar juntamente com eles. A minha aparente indiferença deu origem a fazerem *bullying* comigo por causa disso e, por fim, ser aceite por apenas três colegas de turma. Como se pode imaginar, este ambiente desgastante e, muitas vezes, doloroso de suportar, dia após dia, levou-me a reprovar nesse ano, tendo de repetir tudo de novo. Mais uma vez, justificava todos estes problemas na minha gaguez, que embora já não fosse um problema visível para os outros, eu ainda continuava a ser muito ansioso.

No ano seguinte, como fui o único a reprovar de ano, tive uma turma toda nova. Uma turma de 25 alunos e uma só rapariga. Logo de início, todos os meus novos colegas a tentar chamar atenção dela e eu, mais uma vez, envergonhado, a querer ficar longe. De tal forma que não falava muito com ela. Entretanto os meus três colegas do ano anterior formaram um grupo, só de rapazes, chamado "Irmandade", e eu fui convidado para fazer parte. Isto, foi, sem dúvida alguma, o meu combustível para começar a ter mais confiança em mim. Como passávamos os intervalos juntos e embora eles fossem mais extrovertidos que eu, além de me aceitarem como era, também não gostavam de falar das raparigas da forma que os outros rapazes falavam, o que me dava grande alívio. Este grupo que, entretanto, foi crescendo, passou a ser o meu refúgio e onde poderia pedir ajuda quando precisava. Só que, nesta altura, talvez por andar mais descontraído, aflorou-se a minha sensibilidade aos ambientes e uma empatia mais aguçada de uma forma mais perceptível, o que fez com que eu começasse a ter uma visão diferente das pessoas. Agora eu conseguia ver a intenção das pessoas e sentir um pouco do seu sofrimento, o mais comum nesta altura era o desgosto amoroso, mas com outros também acontecia. Isto começou a ser algo que eu me apercebia sem provocar de forma intencional. Quando era alguma má intenção de colegas ou pessoas que convivia na minha vida fora da escola, eu descrevia isso aos meus amigos ou aos meus pais, mas aqui comecei a ter outro problema; as pessoas diziam que era cismado e que tinha a mania da perseguição. Eu tentava não comentar as coisas que conseguia ter percepção, mas acontecia vezes suficientes para eu ir comentando e sempre ouvia esta resposta. Normalmente, as coisas aconteciam como eu dizia, mas ninguém ligava muito a esse facto. Como, entretanto, já tinha a minha namorada, saía à noite com os amigos, tornei-me mais extrovertido e podemos dizer que tinha, para aquela idade, uma vida muito completa. Isso fez com que eu vivesse "normalmente" sem grandes lutas com a minha natureza sensível, mas a minha empatia e sensibilidade aos ambientes mantinha-se comigo e cada vez mais vincadas.

Quanto terminei o ensino secundário e comecei a trabalhar, como seria de esperar, iria ter novas lutas e ia ter de enfrentar novos desafios, que, para quem não sabia que era altamente sensível, iriam deixar de ser lutas para se tornarem em grandes guerras.

Quando comecei a trabalhar na minha área atual, metalo-mecânica, já com 30 anos, iria entrar num terreno em que as pessoas, maioritariamente, são extrovertidas e com uma visão da vida demasiadamente simplória e agressiva. Quando comecei a trabalhar como desenhador nesta área, como todas as experiências anteriores em outras áreas tinham corrido bem, pensei que iria ser igual, mas não era isso que viria a acontecer. Comecei após um estágio profissional e os meus primeiros colegas não me aceitaram. O ambiente laboral era muito agressivo, a competição e a luta para ter o título de macho alfa era uma constante o dia todo entre colegas. Aqui, mais uma vez, iria ter o mesmo problema que já tinha tido antes com a questão de ter de falar de mulheres. Só que agora todos tinham telemóveis nos quais poderiam ver vídeos e imagens. Em pouco tempo, estava a sofrer de *mobbing* e tudo porque os meus colegas achavam que eu não gostava de mulheres.

Neste ambiente, a minha empatia aflorou ainda mais, o que se tornou algo muito complicado de lidar. Vivia os dias como uma tortura que não acabava mais, mas como ainda não tinha experiência na área fui ficando para aprender e poder sair. Por causa da minha insegurança e não acreditar que era capaz de trabalhar noutra empresa, fiquei nesta empresa dez anos. Dez anos que foram muito difíceis porque nesta altura já era casado e a minha mulher, como narcisista que era, estava a fazer *bullying* comigo ao mesmo tempo. O resultado disto foi um esgotamento psicológico.

Com tudo isto, fui a um neurologista, que receitou um comprimido e a partir daí tudo iria ficar bem. Mas a minha mulher não estava disposta a me ajudar a ultrapassar esta fase que estava a viver, pelo contrário, a cada dia fazia a minha vida mais infernal. O tratamento melhorou, mas não foi eficaz a 100%. Com tudo isto, cada vez me sentia mais impotente e incapaz de resolver os meus problemas mais simples. Primeiro, deixei a empresa e comecei a trabalhar por minha conta. As coisas melhoraram no trabalho, mas em casa estava a piorar de dia para dia. Fui achando que conseguiria dar a volta à situação, mas não estava a conseguir.

Deixei de trabalhar por minha conta porque fizeram-me uma proposta para ser vendedor numa empresa na minha área. Os meus colegas, mais uma vez, eram extrovertidos e estavam o tempo todo a falar de mulheres. Mais uma vez estava a me sentir a fracassar, nada estava a dar certo e eu a cada dia perdia mais o controlo da minha vida. Já numa situação de desespero e para começar uma nova vida, divorciei-me. De facto, foi um alívio para mim porque o meu relacionamento estava num ponto que já cada um fazia a sua vida, nesse momento vi que nada iria resultar e que o único caminho era o divórcio.

Passado pouco tempo, o trabalho já estava a drenar-me toda a minha energia. Tinha descoberto que não tinha qualquer vocação para vendedor e optei, no final do contrato, por despedir-me. E comecei a trabalhar novamente como desenhador numa empresa durante o dia e em casa à noite, como *freelancer*. Por esta altura também já estava a ter um relacionamento que tinha começado três meses após o meu divórcio. Estive com todos estes compromissos durante quase um ano. As constantes exigências dos trabalhos, o que fazia de dia estava a exigir horas extras para terminar trabalhos urgentes e também ter de lidar com colegas muito difíceis. Nesta empresa, todos, melhor, quase todos não tinham qualquer ética. As pessoas passavam mais tempo a tentar saber da vida pessoal dos colegas que propriamente a desempenhar a sua função. A entidade patronal e todos os chefes eram cúmplices ativos deste enredo sem fim. Tudo isto estava a levar-me a um esgotamento emocional. Este ambiente não era fácil para mim, o desgaste por ele provocado era constante e os meus colegas começaram a fazer *mobbing* comigo o tempo todo. Pela minha maneira de ser, calma e afastada dos problemas pessoais de cada um dos meus colegas, não me envolver em conversas de sexo e não partilhar imagem de mulheres nuas com eles, mais uma vez fui tido como homossexual. Isto já me estava a chatear, as ofensas a aumentar. Eu mais uma vez não me estava a encaixar, estava a ter uma sensação, mais forte que em qualquer vez anterior, de não ser normal. Constantemente, ao longo de 12 anos nesta área, nunca me senti normal, o colega que se dá bem com todos, o porreiro da empresa. Mas agora isso estava a piorar muito. Ao mesmo tempo, o meu relacionamento estava a exigir mais do que aquilo que eu podia dar por falta de tempo.

Em janeiro de 2019, com os problemas todos que estava a ter no trabalho e com a minha namorada, resolvi ir a um psicólogo para ver o que se passava comigo.

Quando a psicóloga pediu para eu explicar o que se estava a passar comigo.

Disse-lhe:

– Quero saber o que se passa comigo! Sinto-me o tempo todo deslocado. Não me consigo adaptar aos ambientes de trabalho. Estou sempre a sentir estresse e ansiedade. Não estou a conseguir comunicar de forma normal com as pessoas, por sentir o tempo todo o que elas estão a pensar e a sentir. Sinto que elas estão a mentir, não tenho a certeza do que estou a dizer, mas é o que sinto.

– Acho que estou louco! Doutora Patrícia, por favor, descubra o que se passa comigo, é muito importante para mim saber o que tenho. Pode me dizer que sou louco e que tenho de ser internado num sanatório, mas por favor diga-me o que tenho.

Depois deste discurso, a psicóloga só me respondeu:

– Tenha calma, vamos ver o que se passa e depois eu digo alguma coisa.

Comecei a ter consulta quinzenais e as coisas foram melhorando, mas não estava a atingir o meu objetivo. Ainda não tinha a resposta para a minha questão: "O que é que tenho? Por que é que sou tão diferente das outras pessoas? Por que é que não me consigo encaixar nos ambientes?" Embora a minha psicóloga tenha dito que não estava louco, nem tinha alguma hipótese de ficar porque tinha um bom discernimento, continuava sem respostas.

De tempos a tempos perguntava se a doutora sabia o que se passa comigo, mas ainda não havia pistas para as respostas. Ao fim de ano e meio, perguntei mais uma vez se havia algo de novo sobre o meu problema, ao que ela respondeu:

– Acho que já sei o que se passa consigo, mas ainda tenho de confirmar alguns detalhes para ter a certeza. Na próxima consulta, penso que já vou conseguir dar-lhe uma resposta mais concreta.

Entretanto, nessa consulta pediu para eu responder a umas perguntas. Eu respondi e ela, depois de ver rapidamente os meus verdadeiros e falsos, respondeu:

– Acho que já sei o que se passa consigo. Na próxima consulta dou-lhe uma resposta.

Assim foi, na consulta seguinte disse que eu tinha o traço de pessoa altamente sensível. Entregou-me um relatório com os pontos que tinha visto em mim e como os interpretar, tudo muito sucinto, mas dava para entender bem.

Depois desta pequena introdução, disse:

– Sabe como descobri que o Pedro era PAS? Porque andava a estudar o que se passava comigo, quando descobri que eu era PAS. E nesse momento o Pedro vai logo a minha cabeça. Só demorou um pouco mais de tempo a saber se era altamente sensível porque estava na dúvida se era PAS ou superdotado, visto que os sintomas são muito parecidos.

Depois disso tive mais algumas consultas, mas a doutora já não poderia fazer muito mais por mim. Ainda tive algumas consultas de terapia que funcionaram, mas ainda havia muito para desvendar sobre MIM e os PAS.

PEDRO CAETANO

A redentora "virada de chave"

A vida não fazia sentido até aquele momento, vivia-se
por viver, nada era tão proveitoso como, aos olhos dele,
parecia ser aos demais. As pessoas, na sua maioria,
socializavam, experimentavam, se envolviam e se
deleitavam nessas vivências com o mundo ao seu redor,
pois mesmo que superficiais e vazias, estas experiências
lhe traziam uma alegria momentânea e antes do
sentimento acabar partiam para outra, mantendo
esse ciclo, considerado natural pela sociedade, que se
retroalimenta, mas que na visão dele não o agregava em
nada e na maioria das vezes até o subtraía.

Era mais uma daquelas fases reincidentes de crise existencial, no qual ele se questionava qual o real sentido da vida, e se esse sentido, de fato, existisse por qual razão ele não o encontrava, ou não o compreendia? A internet ajudava bastante como uma fonte inesgotável de informações, nem sempre confiáveis, mas que minimizavam o sofrimento podendo gerar algum conforto. A pesquisa se dava em tratamentos para depressão, distimia ou melancolia, as respectivas motivações, sintomas, consequências, etc. Numa dessas madrugadas de *web* afora, encontrou um vídeo de um psicólogo *influencer* cujo título em letras garrafais gritava "PESSOAS ALTAMENTES SENSÍVEIS". A curiosidade veio à tona e ele procurou logo se apossar daquele conhecimento. No vídeo o profissional explicou as características de quem teria o perfil, o próprio psicólogo se identificava como tal e, ao final das explanações, explicava como se "curou" daquele comportamento. O espectador ficou muito animado com aquele conteúdo, pois afinal até que enfim alguém sabia dizer qual era o "problema" que ele carregava desde sempre. Precisava lutar contra isso e um norte já havia se revelado. Passados alguns dias daquele primeiro contato com o tema, o algoritmo daquela plataforma direcionou a ele outros canais que abordavam o assunto, entre os quais um se destacava pela especificidade que já trazia no próprio nome: "Ame sua Sensibilidade". Nele, uma especialista na matéria tratava de vários aspectos e facetas que circundavam as vivências das pessoas com alta sensibilidade, denominadas pela sigla PAS (Pessoas Altamente Sensíveis). O homem se inscreveu de pronto no canal e consumiu muito do conteúdo ofertado ali, parecia que havia encontrado as respostas que havia tanto tempo procurava. Ele percebeu que as características que o tornavam uma PAS não eram um defeito que lhe tornava menor que os outros, mas apenas diferente dos 80% da população e que esse traço lhe proporcionava inúmeras qualidades, as quais deviam ser aproveitadas em equilíbrio às outras condições não tão benéficas desse tipo de personalidade.

A vida parecia que havia ganhado outro sentido. Ele não desconfiava mais da sua própria sanidade mental, pois viu que esse modo de ser e de viver é natural e, conforme estudos na área, esse comportamento é observado, também, no reino animal e a razão instintiva pela qual ele existe, sendo o indivíduo sensível essencial para a sobrevivência de um grupo.

Após algum tempo e já superada a euforia inicial pelas novas descobertas, o seu autoconhecimento e a maneira de como lidava com os seus sentimentos adquiriu um ressignificado, estava mais confiante em suas atitudes e mais compreensivo consigo mesmo, não se julgava e se maltratava como antes. Contudo, apesar de todo o aparato teórico que ele abraçou, não contava com ninguém com quem pudesse compartilhar isso além de uma página voltada para esse público numa rede social. Foi então que certo dia foi alertado pelo canal *Ame sua sensibilidade* que um novo conteúdo havia sido publicado. Era uma entrevista com um homem altamente sensível.

Assim que ele pôde foi lá assistir o vídeo, ficou surpreso com a coragem daquele jovem senhor em se expor na internet daquela forma, falando de sua vida pessoal, suas vitórias, suas fragilidades e como era ser um homem com esse perfil.

Aquela entrevista foi libertadora, pois ele se enxergou naquele entrevistado. Porque era um homem como ele, tinha a mesma faixa etária que a dele, era um profissional como ele e era um pai como ele! Era o que faltava para aquele espectador se sentir ainda mais "abraçado" e reconfortado em reconhecer, naquele ser humano do outro lado da tela, tantas semelhanças e ver que, realmente, não estava sozinho. E saber que, como aquele homem ali, haveria muitos outros sofrendo com os mesmos problemas.

Finalizada a entrevista, foi sugerido nos comentários que um grupo de WhatsApp fosse criado para homens altamente sensíveis, com a finalidade exclusiva de debater e compartilhar temas sobre a sensibilidade da perspectiva masculina e suas implicações na vida do indivíduo. O grupo começou pequeno, mas as contribuições dos integrantes foram inúmeras e muito frutíferas, pois um se enxergava no outro, mesmo que vindos de lugares e realidades tão diferentes. Ali não havia julgamento, apenas aceitação e disposição em um ajudar ao outro mesmo que apenas virtualmente, pois é sabido por uma PAS que apenas um ouvido atento ao que você tem a desabafar já muda o seu dia, pode mudar a sua semana e, por que não, a sua vida.

• 191 •

Os integrantes aumentaram e as discussões perpassam os mais diversos assuntos, poucos se conhecem pessoalmente até os dias de hoje. Contudo, uma semente foi plantada e dela nasceu o projeto de um livro, o qual tinha como objetivo principal o de ajudar outros homens altamente sensíveis, tornando de conhecimento público parte de nossas experiências de vida e como foi lidar com isso durante essa jornada de aprendizado.

FELIPE FRAZÃO

Deus me conduz

Tantas saídas e chegadas, tanta busca pela paz e equilíbrio, me prepararam para a mais difícil das saídas, foi quando saí do casamento. O motivo foi o mesmo, saturação e busca por paz e equilíbrio.

Mesmo sendo a mais difícil das partidas, foi a que me proporcionou encontrar o meu equilíbrio, algo que tanto busquei, o encontro comigo mesmo.

Hoje percebo que, tanto nos empregos quanto no casamento, vivia desequilibrado, vivi longe de mim mesmo. Fui sequestrador e vítima de mim mesmo.

Vivia para agradar aos outros. Talvez por carência, baixa autoestima. Resquícios de uma infância carente de afeto. Tornei-me um adulto imaturo, tantas vezes buscando fora aquilo que faltava dentro de mim.

Uma luz que não a via no fim do túnel, mas junto a mim, me iluminava, mesmo nas minhas noites mais escuras. Essa luz sempre soube ser Deus.

Mesmo quando minhas atitudes me afastavam, Ele me carregava no colo. Ele estava me preparando para me levar a um lugar onde eu pudesse ouvi-Lo.

Em meio a descobertas, alegrias e tristezas, angústias, perdas, partidas e chegadas, Deus foi costurando minha vida com a linha do amor. Ele sempre esteve aqui, tão perto, tão em mim e eu buscava fora. Aos poucos Ele foi me mostrando que tudo que eu buscava era o amor e não o encontrava porque olhava para fora, para os outros, e Ele estava dentro de mim.

O deserto

Deus e sua maneira de ser perfeito, de alguma maneira, sempre me preparou para os momentos mais difíceis. Ele me fez ver que o pior aconteceria a qualquer momento.

Em minhas orações pedia a Deus que nos poupasse da morte enquanto os filhos fossem pequenos. Que se fosse para não vivermos juntos para sempre, que houvesse uma separação e não a morte de algum de nós. Ficava triste em pensar que nossos filhos ficariam órfãos de mãe ou pai.

Sou grato a Deus pela nossa vida e pela graça de poder ver os filhos ficarem adultos e constituírem suas famílias. Acredito que essa separação era necessária para nosso autoconhecimento e evolução.

Foi necessário doer para crescer, como diz o poeta, "ostra feliz não faz pérolas".

Depois do impacto, da solidão em ter saído de casa, aos poucos fui sentindo as mãos de Deus a me carregar. Comecei a perceber que Ele havia me conduzido ao deserto para que eu pudesse vê-lo e, assim, ouvir tua voz dizendo o quanto me amava.

Ele me iluminou com sentimentos nobres de resiliência, humildade, carinho, amor e perdão a mim mesmo. Me mostrou que era chegada a hora de eu me conhecer e evoluir.

Naquele deserto era só eu e Ele. Foi minha única companhia.

Mesmo estando só, com toda a liberdade de um homem solteiro, senti que precisava ficar atento para não piorar a situação. A coisa mais comum e até necessária naquele momento era buscar alguém para fazer companhia e não se sentir só.

Estava muito ferido e seria Deus o médico que iria curar minhas feridas, e não uma pessoa. Decidi lamber minhas feridas sozinho.

Busquei a comunidade e tentei participar da pastoral dos vicentinos. Tive algumas ações de ajuda a algumas famílias carentes e aquilo aqueceu meu coração. Senti a presença de Deus ali. Não foi por muito tempo, mas o pouco que participei foi o suficiente para entender que aquele momento que eu vivia era o início de um novo tempo, um novo ciclo. Deus, com sua mania de contrários me mostrava, no meio de tanta fragilidade, uma força imensa e do que Ele é capaz. Quando saí de casa, na separação, coincidentemente, fui demitido da empresa em que trabalhava. Seria mesmo uma coincidência? Para mim, era Deus mexendo os pauzinhos para eu evoluir.

Por quatro meses, dependi do auxílio de seguro-desemprego e nesse tempo exercitava bastante o corpo. Fazia caminhadas, corridas, nadava na lagoa que tinha próximo à minha casa. Cuidava do espírito com orações do terço, ia às missas, ajudava na comunidade e cuidei da mente com estudos. Sabia que eu sabia nada e Deus que me conduzia e iluminava, me fazia entender que preciso me cuidar por inteiro, corpo, mente e espírito. Assim o fiz. Aos poucos, fui ficando motivado e satisfeito com minha vida. Mesmo com muita saudade, não me abatia. Aos poucos fui gostando de mim, vendo minha força e valor, algo que eu nunca havia experimentado. Penso que eu não soube ou não tive tempo de cuidar de mim mesmo. Saí de uma infância muito carente de afeto, entrei na adolescência muito inseguro e comecei a vida adulta ainda inseguro e atrapalhado. Com muitos erros e culpas, inicio um namoro. Totalmente apaixonado, logo me torno pai e marido. Assumo a responsabilidade de provedor do lar. O desejo de dar uma vida razoável à família fez com que eu focasse totalmente no trabalho e na família e ignorei muita coisa que eu precisava. A começar pelo autoconhecimento. Cuidei de todos menos de mim mesmo. Deus permitiu tudo isso para que, tanto eu quanto ela, evoluíssemos. Deus permitiu que nos encontrássemos, constituíssemos família e depois seguiríamos nossos caminhos em busca daquilo que mais precisávamos, nos amar primeiro para, só depois, amar outro alguém. Afinal, eu não podia dar ao outro aquilo que não tinha, o amor.

Um dia após receber minha última parcela do auxílio de seguro-desemprego, consigo um emprego num posto de combustível. Deus é um pai que cuida de todos os detalhes. Não permitiu que eu ficasse, nem um dia sequer, sem ter uma renda. Era tudo de que eu precisava: conseguir um emprego, continuar pagando as contas, sobretudo pagar a pensão de minha filha menor de idade. Trabalhei de forma ininterrupta, sem folga por um bom tempo. Era bom pois me ocupava bem a mente e ainda recebia um bom salário com as horas extras. Nas horas vagas estudava e fazia academia. Estudei um curso técnico em controle ambiental.

Estudei por dois anos, foi bem intenso e bom. Quando não estava na academia ou trabalhando estava estudando. Além do curso que fazia, buscava aprender sobre diversos assuntos e nesses estudos assisti a um vídeo que falava sobre pessoas empatas, algo que era totalmente novo para mim, mas que fazia muito sentido. De certa forma, eu já havia vivido e sentido tudo aquilo que o vídeo falava, porém nunca dei muita bola porque pensava ser "viagem" da minha cabeça. Me conectava àquilo que a benzedeira dissera quando eu ainda era criança, que eu era médium.

RAMON BENEVIDES

Finalmente a chave para o meu problema

Quando descobri que tinha o traço de alta sensibilidade, por meio da minha psicóloga, fiquei muito contente. Com a explicação da minha psicóloga, naquele dia, 1 de julho de 2020, e quando li o relatório que ela tinha feito para me dar, só me veio à cabeça: "Finalmente a chave para o meu problema". Naquela altura fiquei tão feliz que partilhei imediatamente com dois grandes amigos que não aceitaram da melhor maneira. Quando contei à minha família ninguém deu importância nem quiseram falar muito sobre o assunto. Nunca mais falei disso e neste momento é um assunto completamente esquecido.

Estes acontecimentos fizeram com que eu parasse um pouco e começasse a ler sobre o tema. Foi com as leituras que comecei a perceber melhor do que se tratava e como lidar com o assunto em relação aos outros, quando eles diziam que não se deveria partilhar a existência do nosso traço com as outras pessoas porque normalmente as reações não eram boas, mas para mim esta informação chegara tarde.

Quando comecei a ressignificar tudo aquilo que tinha passado por toda a minha vida, tudo começou a fazer sentido e percebi que afinal aquele ser estranho e de outro planeta era normal. E que até tinha características que o poderiam torná-lo um ser especial. Uma das coisas que me vieram logo à cabeça foram as frases que mais ouvia: "Tu tens é a mania da perseguição" e "Tu és, mas é cismado", só isto deu-me logo um grande alívio. Afinal, eu tenho capacidade de perceber quando as pessoas estão a ser falsas ou a mentir. Toda a minha vida tinha lutado contra os meus melhores dons porque todas as pessoas com que quem convivera não tinham a mesma sensibilidade que eu. Com esta descoberta todo o meu passado tinha sido ressignificado e eu estava bem melhor em relação a isso. O que mais me aliviou foi saber que outros homens tinham tido o mesmo problema que eu em relação às conversas sobre raparigas e sexo durante a adolescência, algo que me pesava bastante. Isso foi um dos problemas que sempre tive e ainda tenho, hoje com os colegas de trabalho, mas que me deixava sempre mal comigo próprio, por pensar muitas vezes qual era o problema que tinha para não falar de sexo da mesma forma que todos os outros. Por que é que ficava tão envergonhado com a conversa dos outros sobre sexo.

Uma coisa que me tem ajudado muito neste processo tem sido a partilha no grupo do WhatsApp dedicado aos homens altamente sensíveis: Grupo HAS. Aqui tenho visto que realmente tudo o que me aconteceu ao longo da vida também aconteceu com outros homens. Isso dá-me um grande conforto e a sensação de pertencimento, o que não sentia antes.

Mas isto só por si não resolveu todos os problemas porque também, pelo teste e por minha precessão, sou buscador de altas sensações (HSS), o que faz com que o meu ponto de equilíbrio esteja sempre fora do seu ponto ideal. Ser PAS e BAS complica um pouco porque na maior parte do tempo se está numa felicidade radiante e pouco tempo depois se está numa profunda tristeza. Esta variação rápida e descontrolada não é fácil te dominar. Outra coisa que continua a me afetar e não tenho tido grande domínio, é a minha forte empatia. Ainda não consigo sentir os outros de uma forma controlada. Quando tenho alguém com uma índole pior fico mesmo sem saber como estar ou como falar com a pessoa porque eu sei, e sinto, as verdadeiras intenções da pessoa. Quando leio mensagem no telemóvel, se a pessoa escreveu aquela mensagem com alguma intenção, eu sinto. E outras coisas assim. Isto ainda está fora do meu controlo, não sei ainda lidar com essas emoções de forma positiva e controlada. Atualmente é a minha luta para ter uma vida de paz interior.com tudo isto e a trabalhar numa empresa que as pessoas em sua maioria eram falsas e viviam a querer saber da vida de toda a gente, e nestas pessoas estava toda a chefia da empresa e a entidade patronal. Aproximadamente um ano depois de saber que tinha o traço de pessoa altamente sensível, despedi-me e como não tinha nada a perder, fiz a experiência de contar a todos as caraterísticas do meu traço. Comecei por contar às pessoas mais próximas e amigas para a coisa ir com calma. Nada disso, foi como uma bomba que caiu, em minutos estava tudo a arder. As pessoas, nesta minha experiência, ficaram com medo de estar e falar comigo, com medo que descobrisse alguma coisa delas. Uma colega chegou perto de mim e disse que tinha lido na internet que os PAS podiam de certa maneira saber quando as outras pessoas estavam a mentir ou a falar delas e se isso era verdade. Respondi: "Sim, nem sempre, mas que grande parte das vezes acontece." A minha colega ficou calada e apática durante algum tempo.

Atualmente, em 2024, trabalho numa empresa em que o ambiente é tranquilo e sinto que pelo facto de estar a trabalhar com pessoas mais sensíveis, não altamente sensíveis, penso eu, tem sido o que me tem feito estar a entrar em paz interior. A isto deve-se juntar o facto de que também, naturalmente, tenha me afastado de pessoas que de todo não me faziam bem à mente. Pessoas muito materialistas, sem qualquer parte espiritual, estar com elas me causava estresse, provocavam grandes níveis de ansiedade e drenavam-me muita energia. E foi por conhecer o traço de alta sensibilidade que me apercebi que esse tipo de pessoas não convém estar com elas muito tempo.

Hoje sinto que as coisas estão a começar a ficar melhores graças ao facto de ser mais seletivo em relação às pessoas que convivo e aos ambientes em que estou, também tenho muito mais cuidado com as minhas horas de descanso.

Outra coisa que me fez melhorar muito toda aquela desorganização mental foi ter voltado a ter uma vida espiritual assídua. Voltei à igreja e comecei a ter Jesus Cristo como exemplo a seguir. Como PAS sinto que este pequeno detalhe é um grande ponto a trabalhar pelo facto de sentir uma grande necessidade de ter esta conexão espiritual. O que me dá a energia extra que não conseguia em coisa alguma. A minha vida religiosa tem sido um ponto forte na minha ressignificação.

Agora já começo a conseguir transformar todas as dores do passado em algo fantástico para o presente.

Ser uma pessoa altamente sensível é algo muito bom e uma ferramenta para se poder servir aos outros da forma correta e da forma que cada um mais precisa.

O trabalho de ressignificação é um trabalho para toda a vida, porque todos os dias vamos ter que ressignificar alguma coisa que nos aconteceu ontem.

PEDRO CAETANO

O início de uma jornada de transformação

Eu sempre me senti deslocado e com dificuldade em me encaixar no padrão. Sentia algo estranho, uma falta de sentido, uma ansiedade, uma sensação de estar sempre no lugar errado. Nunca consegui concordar e me encaixar no discurso competitivo entre os homens com sua forma de ver e tratar as mulheres. Era como se os outros não sentissem o que eu sentia, não vissem o mundo da forma como eu via. Em muitas fases da minha vida, principalmente a partir da adolescência, eu fui me adaptando para poder pertencer ao grupo. Enquanto estava com os amigos, fingia que era igual a eles, mas quando estava só, era nesse momento que eu realmente me encontrava e deixava a minha sensibilidade extravasar por meio dos livros, músicas e filmes que assistia quase em segredo.

Por muito tempo eu não entendi a minha dificuldade em me adaptar a certos ambientes, e a necessidade de ficar só para me recarregar, e como eu sentia profundamente o ambiente emocional à minha volta e não conseguia explicar isso. Nunca comprei a ideia de sucesso que as pessoas vendem, sempre me importou mais o propósito do trabalho e impacto no mundo do que o salário ou o valor da empresa na bolsa. Por quase quarenta anos achei que eu tinha muitos defeitos, que faziam eu não conseguir atender à expectativa que a sociedade tinha de mim. Um dia, lendo um livro, conheci o conceito de Pessoas Altamente Sensíveis e senti que ali havia uma salvação. Pela primeira vez, eu me compreendi.

Comecei a pesquisar sobre esse traço, mas ainda sentia que faltava uma parte desse quebra-cabeça que era entender como isso se relaciona especificamente com o fato de ser homem. Porque ao mesmo tempo que descobria sobre a minha sensibilidade, eu também estava em um processo profundo de autoconhecimento e parte dele era resgatar o meu poder próprio, minha masculinidade que foi castrada.

Esta compreensão eu tive quando comecei a frequentar um grupo de encontro de homens em São Paulo. Ali, pela primeira vez, eu assumia entre homens as minhas fragilidades, aprendi a ser vulnerável e pude decifrar os padrões de masculinidade que estávamos replicando, que nos prendiam em papéis preestabelecidos e pude compreender mais a minha sensibilidade e deixá-la se expressar como parte fundamental de quem eu sou.

A partir daí, comecei um lindo processo de integração da sensibilidade. Fiz um processo de *coaching* com a Rosalira do programa Ame a Sua Sensibilidade e um dos exercícios mais poderosos para mim foi um em que eu tinha que escrever várias frases começando com: "Ser uma pessoa altamente sensível implica em..." e assim fui descobrindo que implicava em muitas coisas fantásticas que eu amo e também implicava em limitações em aceitar que eu simplesmente não era igual a todo mundo e nem precisava ser.

A partir daí veio um grande processo de aceitação no qual abracei a sensibilidade como parte fundamental de quem eu sou e entendi que tudo aquilo que eu faço no mundo nasce a partir dela.

É claro que não é uma mudança do dia para a noite, eu ainda estava preso a hábitos e participando de grupos e atividades que me faziam mal e me esgotavam energeticamente e emocionalmente, mas que eu fazia para pertencer, para seguir um padrão. Mas pouco a pouco fui mudando o meu círculo de amigos, fazendo novas escolhas e me conectando a outras pessoas altamente sensíveis, mesmo que por meio da internet.

Então em algum momento eu senti coragem de assumir e escrever e falar sobre isso, sobre ser homem e altamente sensível, para que outros homens também pudessem saber que isso existe e que não estão sós.

Não foi e não é fácil me expressar, é uma posição vulnerável, me sinto julgado e sempre depois fico um pouco de ressaca quando me exponho. Mas entendo que isso é algo normal.

Hoje busco fazer a sensibilidade estar presente em tudo o que faço, principalmente no trabalho. Procuro expressar a sensibilidade em cada relacionamento, em cada entrega, em cada interação com o mundo e por meio dos diversos projetos e iniciativas que faço parte, onde me conecto com pessoas com interesses em comum, movidas por um forte propósito de transformar esse mundo em um lugar mais humano, bonito, acolhedor e sensível.

FÁBIO AUGUSTO CUNHA

Espiritualidade

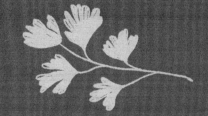

"Em comparação com outros, a maioria das PAS anseia por contato com o numinoso,... ideia de sacralidade, experiência mística ou religiosa, êxtase – como quer que você a chame... Não tenho certeza de até que ponto as PAS diferem das outras neste aspecto, mas estou certa, em primeiro lugar, de que as PAS têm experiências numinosas com bastante regularidade ou rapidez. Em segundo lugar, eles anseiam por tais experiências, que podem ser devidas a quem somos ou ao que é o numinoso."

ELAINE ARON

Muitas PAS descrevem que têm experiências transcendentes ao entrar em contato com o sagrado, com a beleza da natureza ou de uma obra de arte, ou ao ouvir música, ler uma poesia que a transporta a um estado de êxtase, de conexão profunda com algo além de si mesmo.

A empatia e a percepção de sutilezas são outras características marcantes, que fazem as PAS perceberem a energia presente no ambiente ou captar as emoções ocultas das pessoas ao seu redor. Intuição apurada que faz as PAS saberem das coisas, sem conseguir explicar como sabem. Sonhos vívidos e ricos em detalhes são relatos comuns. Será isso espiritualidade?

Não sabemos ao certo o que é espiritualidade, é um conceito muito pessoal, mas o que é certo é que as PAS parecem ter os canais abertos para capturar a alma das coisas e têm ricas experiências com um mundo que outras pessoas não veem ou sentem.

FÁBIO AUGUSTO CUNHA

O menino amigo de Deus

A benzedeira

Vem menino! Precisamos ir na dona Efigênia.

Não sei bem o porquê, mas fui convocado a acompanhar minha mãe até a dona Efigênia. Ela era a senhora que nossa mãe nos levava quando tínhamos algum problema de saúde. Os problemas eram sempre os mesmos, mal olhado, quebranto, vento virado, espinhela caída, mijacão, etc. Na verdade, nunca soube que problemas eram aqueles e até hoje não sei, acho que não havia problema algum, era só coisa que inventavam para ter o cliente, no caso, o paciente.

Dona Efigênia era consultora que a minha mãe tinha na arte da benzeção. A benzedeira. Ela era boa. Uma senhora negra de uns 130 quilos, aproximadamente, tinha um olhar firme, sério, que me assustava e fazia estremecer as minhas penas. Não era tão alta, tinha aproximadamente 1,70 metro de altura, braços fortes que quando segurava a gente não soltava nem por reza brava.

Chegamos ao consultório dela. Um local assustador para uma criança de 6 anos. Um quintal murado com um portão estreito no centro. Havia mais de um barracão no lote.

Entramos no menor barracão que havia, ele tinha paredes brancas, telhas de amianto. Era o primeiro, logo na entrada do quintal de terra batida. Era o terreiro.

Minha mãe ia à frente, chegou na porta e logo ouvimos: pode ir entrando. Minhas pernas não queriam entrar, mas tive que levá-las comigo. Fui puxado pelo braço pela minha mãe até o interior do barracão. O local era meio escuro, enfumaçado, tinha cheiro de fumo.

Havia imagens de santos, uma mesa, alguns tamboretes, plantas, e a senhora sentada. Aos poucos, quando minha mãe, conversando com ela, soltou minha mão, voltei de costas e encostei-me à porta de entrada, quando ouvi a dona dizer que não podia ficar na porta. Acho que é por onde os espíritos entravam. Só pode. Saí dali correndo, num pulo, parece até que trombei com um e fui até minha mãe e grudei nela. Estava aterrorizado. Meu corpo tremia e eu observava tudo. Estava calado. Meu pensamento ia longe, assim, podia sair dali um pouco.

Minha mãe conduziu-me até a benzedeira. Fiquei de pé na frente da dona e ela sentada à minha frente num tamborete. Ela fumava um cachimbo e o cheiro não era agradável, usava um vestido branco e tinha um pano na cabeça. Tentei desviar o olhar dela e percebi que ela ficou de pé, segurou minhas mãos, levantou meus braços, puxou para a frente, para o lado.

Passava a mão em meus braços, um por vez. Começava no ombro e ia descendo até a mão. Fez isso no braço esquerdo, depois no direito. Soltava umas baforadas de cachimbo na direção do meu peito, ombros, virava-me de costas e soltava mais algumas baforadas de fumaça. Podia sentir aquela fumaça, era um pouco quente. Que tortura! Depois ela me virou de costas, passou a mão espalmada pelos meus ombros, depois de cima para baixo nas minhas costas e soltava mais fumaça do cachimbo. Ela estalava os dedos em formato de cruz em mim. Fez aquilo umas três vezes e rezava simultaneamente. Nunca consegui compreender o que ela dizia nas orações, ela normalmente estava com cigarro ou cachimbo na boca. Finalmente acabou o tratamento. Até hoje não sei o problema que eu estava nesse dia.

Terminado o ritual comigo, chamou minha mãe e fez o mesmo com ela. Enquanto ela benzia minha mãe, fiquei de pé perto da porta e estava sério, observando muito aquilo tudo e só pensava em espíritos. Ficava tentando ver algo entrando ou saindo pela porta, ou atrás da porta, debaixo da mesa.

Não sei bem quanto tempo ficamos ali e, ao final, pude ouvir a benzedeira dizer algo pra minha mãe. Aquilo que ela disse nunca saiu da minha memória e depois daquele momento eu mudaria minha vida e descobriria um caminho novo, o caminho da espiritualidade. O que ela disse? Esse menino é médium.

Alucinações

O frio era intenso e por mais que eu resistisse sempre voltava para debaixo das cobertas. Sabia que ali debaixo, mesmo sentindo frio, era o lugar mais quente que havia.

Novamente, aquelas sensações. Tinha impressão de ver movimento de pessoas num vaivém interminável, ora brincando, ora discutindo. Era algo comum para mim.

Meu corpo tremia e eu não conseguia segurar. Era vã minha tentativa de não tremer. Enrijecia o corpo, segurava um pouco, até doía, mas voltava a tremer novamente.

Um barulho era ensurdecedor, o localum pouco escuro, não consegui precisar com exatidão a dimensão dali. Havia máquinas enormes, engrenagens altas. Giravam ora devagar, ora em alta velocidade. Faziam barulhos altos e estridentes.

Estava só e ficava ali parado observando tudo funcionando em alta velocidade. O barulho me deixava surdo e me confundia. Sentia que em determinado momento era sugado por tudo aquilo e meu corpo girava junto com as engrenagens, subia alto, bem alto e descia em alta velocidade também. Por vezes estava envolto em fios, cordas, cabos. Coisas que me agarravam e me impediam de me mover.

Isso durava um tempo e depois seguia para uma calmaria. Cessavam os movimentos e ruídos. Liberto daquilo tudo que me prendia, logo estava em um local enorme, não conseguia mensurar o tamanho, meus olhos não podiam ver o final. Era infinito e o chão era bem liso, tinha uma superfície muito lisa, tipo porcelanato, algo muito bonito e que nem mesmo conhecia na época. Era branco, iluminado.

Ia chegando àquele local, com passadas curtas, meio surpreso com aquilo tudo. Podia ver ao longe, mas muito longe, cerca de uns trezentos metros à frente, uma mesa pequena com cadeira. Queria chegar até ali e se sentar. Estava cansado e ali era um bom local para descansar um pouco. Antes mesmo de eu chegar até a mesa tudo aquilo sumia. Não sumia como um piscar de olhos, sumia aos poucos. Começava a caminhar e quando imaginava estar chegando, não tinha mais aquela mesa com cadeira. Elas simplesmente não estavam mais lá.

Meu corpo ainda tremia, tinha calafrios e suava muito. Estava debaixo das cobertas. Acredito que tive delírios, pois lembro da minha mãe dizendo que tinha me dado um Melhoral infantil com chá quente. Adorava aquele remedinho com chá quente e doce. Estava com uma febre alta.

Pude observar que tinha essa sensação todas as vezes em que tinha febre e elas eram constantes. Não lembro exatamente a minha idade, mas era algo entre 3 e 5 anos.

Algum tempo depois, já estava com mais de 7 anos, continuava com essas sensações nas minhas febres, porém eu já sabia me "cuidar".

Garganta inflamada ou dor de dente sempre me deixavam com febre, porém já conhecia o Tetrex que o doutor indicava. O doutor era o dono da farmácia. Com essa descoberta ficou fácil, toda vez que minha garganta ou o dente inflamavam, comprava a tetraciclina, era bater e valer. Começava a tomar e logo melhorava e eu parava de tomar. Fiz isso, erradamente, por um longo tempo.

Continuei tendo essas alucinações e delírios na minha infância e, depois que cresci, lembro de uma última vez. Voltava do serviço e no ônibus pude sentir novamente, pois estava com febre. Com o passar do tempo não tive mais essas sensações.

A doença do meu pai

A palavra "médium" ficou na minha cabeça por muito tempo, por mais que eu tentasse esquecer aquilo, sempre voltava e invadia meus pensamentos. Era incontrolável. Comecei a conectar as coisas. Meu pai "pegava espírito", era algo que me assustava bastante.

Estávamos reunidos em família e de repente meu pai parava, ficava fazendo uns barulhos estranhos com a boca e uns movimentos estranhos com os olhos. Percebi que aquilo era sobrenatural. Ouvia dizer que ele pegava o espírito. Aquilo era recorrente.

Meu pai era um sujeito sério, bravo, parecia que não tinha muitos amigos. Lembro um pouco dele conversando com vizinhos.

Certa vez, brincava no mato que ficava perto da minha casa. Na verdade, era nos fundos do quintal da minha casa. O local era bem alagado, tinha um córrego, bastante mato e por ali era comum a presença de animais pastando. Brincava na beira daquele córrego e naquele dia tinha bastante vaca e bois ali próximos de mim, meu pai ficou preocupado e resolveu espantar os bichos dali. Percebi que ele estava tocando o gado e, de repente, vi quando ele desferiu golpes de foice nas vacas e até fiquei um pouco com pena dos bichos, afinal, eles não sabiam se defender. Senti um certo alívio pois os bichos se afastaram. Pouco depois pude presenciar uma discussão do meu pai com o dono das vacas que estava por ali e presenciou meu pai atacando as vacas dele.

Meu pai era meio apressado também, sempre que nos mandava fazer algo, queria que fizéssemos rápido. Quando mandava a gente ir comprar algo no armazém, cuspia no chão e dizia que tínhamos de chegar antes daquele cuspe secar. Era tenso. Quando, na volta, já estávamos no topo do morro, podíamos ver meu pai, lá embaixo, com os braços abertos. Aquilo queria dizer: mas que moleza é essa? E ali já descíamos o morro correndo e assustados. Era bem assim.

Ouvia reclamações da minha mãe em relação a ele. Pude ver muitas brigas deles e sempre minha mãe chorava.

Certa vez, depois que brigaram, minha mãe saiu sem rumo dizendo que ia embora. Fiquei muito assustado com aquilo e grudei nela e ela saiu me arrastando. Ela estava muito mal. Dizia que ia embora e eu estava disposto a ir com ela aonde ela fosse. Caminhamos alguns quarteirões e ela encontrou uma amiga, conversaram por um bom tempo e minha mãe foi persuadida a voltar para casa.

Minha mãe dizia que meu pai batia no peito e dizia que rezava pra Deus e para o diabo, se um não ajudasse o outro ajudaria. Dizia também que ele lia Nostradamus e que aquelas leituras não eram boas para ele. Tinha a cabeça fraca.

Todas essas percepções que tinha do meu pai despertaram em mim uma opinião que aquilo tudo de espiritismo, mediunidade, não eram coisas boas, afinal, eu era criança e tudo aquilo me trazia medo.

Hoje não carrego mais esse medo e respeito quem pratica o espiritismo como uma busca sincera por Deus.

Lembro da história da "pelada". Minha mãe contava que, certa vez, meu pai andava na rua e num dado momento ele viu uma mulher nua e que cresceu espetacularmente de forma que ficou mais alta que o poste. Era a "pelada". Esse nome se dava ao palavrão "desgraça", coisa que meu pai falava bastante quando estava nervoso e xingando. Minha mãe dizia que ela existia e que aparecia para buscar quem a chamava. Se é mito ou verdade não sei, mas foi uma técnica boa para que nós não falássemos aquela palavra.

Toda a impressão que tinha, todo medo, me deu a certeza de que não queria aquilo para mim e seguiria o caminho de Deus.

Algo me preparava para uma vida sem o pai terreno e me jogava nos braços do Pai celeste.

Minha família era católica, embora só tivesse um irmão, o mais velho, que frequentava a igreja, grupo de jovens. Era engajado na comunidade. Minha mãe ia às missas. Para mim, isso foi o grande incentivo e decidi que seguiria também por esse caminho de fé.

Certa vez, não me lembro bem, se havia acabado aquelas sessões espirituais do meu pai ou se ele estava passando mal. Sei que levei um susto quando ouvi um barulho e quando olhei meu pai estava esticado no chão de casa. Ele havia caído. Acredito que tenha passado mal. Vi pessoas tentando reanimá-lo, carregando-o, pois tinha desmaiado. As coisas não estavam normais.

Lembro de um passeio no parque municipal, o parque central de Belo Horizonte. Estávamos nos divertindo, aproveitando bem aquele domingo, eu e meus irmãos. O que mais gostava no parque era poder sentar-me na grama à sombra de uma árvore e observar a natureza, aquele verde todo, alguns gatos ao longe brincando ou caçando, aquilo para mim era a maior diversão. Não digo que não gosto dos brinquedos, pois gostava de alguns como bate-bate, carrossel, rumba também era legal. Nunca gostei da barca do pirata, ela ia bem alto, dava aquele imenso frio na espinha. Sempre achei que ia morrer em cima de um brinquedo daquele. Algo que para mim é inesquecível eram as maçãs que os camelôs vendiam na porta do parque. Elas estavam envoltas em um papel, acho que seda, roxo, e que eu adorava cheirar aquele papel, parecia que o cheiro da maçã passava todo para ele.

Nos divertíamos bastante até que minha mãe nos disse que precisávamos ir embora. Foi de repente. Sem entender, obedecemos e aguardávamos um táxi para ir embora. Até achei estranho, táxi? Só andávamos de ônibus e tinha bastante filhos. Aguardávamos e quando vi aquilo, percebi o motivo de tanta pressa da minha mãe, meu pai havia feito necessidades na roupa. Achei graça e fiquei com muita dó da minha mãe com todo aquele desespero. O táxi veio, um

Fusca, e não sei como, coube todo mundo, no mínimo uns cinco. Saímos para ir para casa e no caminho, dentro daquele carro, o cheiro não estava agradável e eu só pensava na minha mãe e no meu pai. Coitado! Chegamos em casa, minha mãe acertou com o motorista e vi na face dele aquela tristeza pois o carro estava todo sujo. Quanta pena senti do taxista, da minha mãe, do meu pai. Nunca esqueci esse dia. Eram os primeiros sinais da doença do meu pai.

Posteriormente descobriram que meu pai tinha esquizofrenia. Depois que meu pai precisou ser internado, minha mãe assumiu o cuidado geral da casa, dos filhos, e também da doença do meu pai.

O menino amigo de Deus

Minha vida de fé se deu porque minha mãe nos ensinou a rezar. Ela juntou as minhas mãos e disse que onde eu fosse Deus estaria me protegendo. Lembro bem das orações do terço na casa da minha avó Ana, na verdade era minha bisavó. Eu amava passar uns dias na casa dela.

Era um passeio muito gostoso ir para casa da minha avó, a dificuldade era quando amanhecia. Eu acordava bem cedo, antes de todos e ficava pensando em ir ao banheiro, mas ficava preocupado e com receio de acordar alguém. Não gostava de incomodar. Ficava acordado um bom tempo e nada, ninguém acordava. Aquele momento era interminável, mas quando ela acordava, já ia fazendo um cafezinho bem gostoso e eu já estava com uma vontade danada de comer algo. Sempre acordava com fome.Aquela casa com aquele cheirinho de comida, tudo bem limpo, me traz boas recordações. Gostava muito de ver sua horta, um riachinho onde ela cultivava agriões, era muito bom.

Pude presenciar algumas vezes meu tio. Ele era alcoólatra e xingava muito minha avó, dizia palavrões, coisas horríveis com ela. Ela ouvia aquilo tudo e só pedia que Deus tivesse misericórdia. Respondia às agressões com orações. Aquilo me deixava triste.

Nesse tempo que comecei a prestar atenção em Deus e seguir por esse caminho de fé. Sabia que se eu fosse amigo de Deus nada aconteceria de mal comigo, afinal, sempre ouvi dizer que Deus era nosso Pai. Essa amizade com Deus me fazia sentir mais forte e confiante.

O menino que adivinhava

Sempre que eu ia para a escola, pedia para minha mãe que me desse algumas moedas. Eu comprava pãozinho para levar para a escola e comer na hora da merenda. Até que gostava da merenda da escola, mas enjoava, pois era sopa quase todos os dias e na escola não tinha pratos, precisávamos levar um caneco para merendar.

Quando acontecia de minha mãe não poder me dar moedas, eu pedia a Deus para que eu achasse alguma moeda e sempre achava. Um belo dia minha mãe não pode me dar e eu, como sempre, pedi a Deus que eu achasse uma moeda, e nesse dia o que eu achei foi um cesto de pão. Caminhei na rua e, quando vi algo encostado na porta da mercearia que ainda estava fechada, fui em direção àquilo e quando cheguei pude ver uma caixa repleta de pães. Não pensei duas vezes, fui logo pegando dois pãezinhos doces, eram os mais gostosos, deixei o resto por lá. Afinal, não daria para eu carregar tudo. Fui logo agradecendo a Deus por ter me enviado uma caixa de pães. Depois de muito tempo entendi que aqueles pães eram deixados na porta da mercearia, pois o padeiro passava e ela ainda estava fechada, então ele deixava ali e logo o dono da mercearia pegava e colocava à venda.

Também tinha uma certa mania de adivinhar as coisas. Caminhava e pensava coisas, tipo assim: vai entrar um carro naquela esquina, isso sempre dava certo. Era algo surreal. Sentia-me cheio de poderes. Isso foi ficando recorrente e eu fiquei com medo dessas coisas e chegou uma hora que eu parei com isso. Lembrava daquilo que a dona falou sobre médium e ligava uma coisa com a outra e achava que isso podia não ser de Deus e parava com aquilo. Eu mesmo colocava limites em mim.

Fiquei muito tempo sem brincar com aquilo de "adivinhar coisas". Muitas vezes eu nem queria, eram involuntárias, as coincidências. Talvez fosse algo que eu entenderia no futuro. Intuição.

Certa vez eu pude achar um tesouro escondido. Coisas de criança. Uma coisa que fazíamos para ter algum dinheirinho era catar latinhas. Hoje se diz reciclados.

Todo dia saíamos com saco de linhagem nas costas à procura de latinhas, alumínios, cobres. Era uma aventura legal, procurar aquilo tudo, e depois levar ao ferro-velho do senhor Neném para vender. Ora achava bastante, ora não muito, mas sempre voltávamos com algo para casa, e sempre sobrava um valor que dava para comprar, pelo menos, o pão.

Aos poucos, já sabíamos onde vender melhor todo aquele material catado. O alumínio nós separávamos e vendíamos lá no senhor Antônio, ele fabricava panelas de alumínio e pagava melhor por aquele material, coisa que o senhor Neném, dono do ferro-velho, não gostava. Ficava furioso com a gente. Kkkk.Um belo dia, saí sozinho para catar e pensava muito em achar algo muito bom. Esse bom era bastante alumínio e cobre, afinal eram os metais mais caros e, mesmo conseguindo pouco, já nos alegrava. Nesse dia, saí e pedi a Deus que eu achasse bastante coisa. Estava subindo uma rua e resolvi entrar num mato que normalmente a gente não entrava, afinal não era local onde jogavam coisas, era bastante mato. Mesmo contra todas as evidências, entrei e foi uma surpresa imensa, um verdadeiro tesouro. Vi algo branco e fui checar o que era e, para minha surpresa, era um saco, daqueles mesmo que carregávamos, cheio de panelas, lembro que uma estava até com arroz. Tipo assim, alguém pegou panelas no fogão, juntou tudo em um saco e deixou no mato. Fiquei com um pouco de medo, desconfiado, pois as panelas estavam boas, limpas e uma delas tinha até comida, kkkkk, as pernas meio trêmulas, afinal estava emocionado com o achado. Saí dali do mato preocupado com o que pensariam, fui até o ferro-velho e falei com o senhor Neném sobre o achado. Ele mandou que alguém maior fosse comigo lá e verificasse, se não me engano, o senhor Antonio, pai do Sávio, voltou comigo lá. Chegamos no local, mostrei a ele e o mesmo já pegou e saímos com aquilo em direção ao ferro-velho. Pesaram e deram uma boa grana, porém tive que dividir com o moço que foi lá comigo. Não gostei daquilo, mas tudo bem. Fiquei bem tranquilo, enfiei a grana no bolso e aquele dia foi inesquecível, afinal, eu achei um tesouro.

Muitas coincidências boas e outras nem tanto continuaram acontecendo e eu deixei fluir normalmente. Nunca forcei para que acontecesse, pois pensava estar fazendo errado perante Deus. Fazia muitas conexões das coincidências com ajuda de Deus e questionava se essas eram, realmente, vontades de Deus mesmo ou eram só minhas vontades. E se fossem só minhas vontades, quem estava me ajudando? Pensava ser o "inimigo". Refletia muito em tudo isso.

Depois de adulto, de vez em quando, acontecia de novo, mas já eram outros tempos e novo entendimento. No entanto desenvolvi uma relação com Deus. A princípio assim, eu pedia e Ele me dava; com o passar do tempo evoluí no meu entendimento e em minha relação com Deus.

RAMON BENEVIDES

O mundo invisível que sentimos

Para mim a espiritualidade são os fios invisíveis que conectam todas as coisas. Esses fios conectam tudo o que já foi, o que é e será. Conectam os seres humanos, a natureza e todo o universo. É o que dá sentido e propósito a tudo.

Acredito que uma das formas de expressão da minha sensibilidade é perceber estes fios invisíveis, me conectar à alma das coisas.

Desde criança, sempre fui encantado pelos mistérios sobrenaturais, histórias de civilizações antigas e as histórias das grandes religiões. A conexão da humanidade com aquilo que é divino e se esconde do nosso olhar, mas que pode ser percebido pelos nossos sentimentos e observação de eventos que se conectam e nos enviam mensagens, sempre foi algo vivo para mim.

Eu cresci sendo tratado por benzedeiras, recebendo passes espíritas e tomando banho de ervas, ao mesmo tempo em que acompanhava a minha avó na igreja evangélica e estudava o catecismo na igreja católica.

Nunca vi a espiritualidade contida dentro de uma religião, eu percebia ela presente em alguns momentos nas igrejas, mas não como um sinônimo.

Uma cena que não esqueço é quando tinha por volta dos 5 anos e sempre ia aos domingos na feira *hippie* com as minhas tias e eu adorava ver os *hare krishnas* cantando e o cheiro de seus incensos, aquilo me transportava para outra dimensão.

Fui crescendo e a busca por compreender aqueles fenômenos que sentia passou a fazer parte da minha vida.

Para mim, a vida sempre foi mais do que matéria ou trabalhar e ganhar dinheiro, sempre senti a necessidade de significado e um propósito maior por trás de tudo.

Acredito que algumas das características do traço da alta sensibilidade, como a percepção de sutilezas, a forte intuição, a empatia que nos conecta de forma profunda às outras pessoas e a tendência de ter um rico mundo interno são meios por meio dos quais nos tornamos canais da espiritualidade.

Por isso sempre fez parte da minha vida o estudo sobre este tema, desde os 15 anos. Passei por diversas linhas e escolas sempre buscando avançar mais um degrau na minha compreensão do mundo, de mim mesmo e outras pessoas.

São lugares que eu amo estar e falar sobre isso com outras pessoas.

Tive ótimos professores e escolas, passei pelo espiritismo, desenvolvimento da consciência, pensamento mágico, escolas gnósticas e iniciáticas, ioga e hinduísmo, budismo, misticismo sufi, xamanismo e misticismo cristão. Adoro estudar, conhecer os detalhes de como a fé é construída e participar de rituais de celebração da fé e do divino, em todas as suas formas.

A espiritualidade tem aspectos devocionais, contemplativos, intelectuais e, o mais importante, deve ser prática, estar presente em nossas vidas em tudo o que praticamos. Essa é a grande bússola que guia a minha vida hoje.

Acredito que a alta sensibilidade me torna sensível a todas essas expressões e faz com que eu sinta alegria, amor, conforto, conexão quando faço parte de algum ritual, observo a natureza, faço minhas preces ou meditações.

Quando estou em silêncio, em contato com meu mundo interno, parece que tudo se encaixa e todas as informações que preciso processar, sejam pensamentos, sentimentos, vão se tranquilizando e tenho clareza e compreensão.

Todas as PAS têm um rico mundo interior e utilizar rituais podem ajudar a se conectar com este mundo interno, trazendo um sentimento de plenitude, acolhimento e tranquilidade.

Rituais são poderosas ferramentas para sintonizar nossa mente e pensamentos com vibrações mais elevadas e nos desligarmos dos estímulos do mundo exterior. Ao mesmo tempo que nos aterram, nos libertam para acessar nossa intuição de maneira clara.

Ter um ritual é como ter uma passagem na mão sempre disponível que nos leva a um lugar de paz e tranquilidade.

Cada ser humano é um universo e por isso cada um deve encontrar o seu ritual diário de conexão e se permitir adaptar rituais existentes. Pense no que você adora fazer. O que acalma sua alma? O que o conforta e traz à vida ao mesmo tempo? Alguns exemplos de rituais podem incluir:

– Fazer uma meditação ou orações

– Beber uma xícara de chá quente de olhos fechados ou enquanto lê um livro

– Acender velas e incensos

– Ouvir uma música que você gosta

– Ler trechos de livros inspiradores

– Escrever

– Tomar um banho quente

– Cuidar do jardim e fazer um arranho de flores

O seu ritual talvez seja até uma combinação desses exemplos ou algo completamente diferente. Anote algumas ideias e experimente algo por alguns dias ou uma semana e veja como você se sente.

Fábio Augusto Cunha

TESTE

VOCÊ É ALTAMENTE SENSÍVEL?

Responda a cada uma das questões de acordo com seus sentimentos. Responda "verdadeiro" se a afirmação for pelo menos um pouco verdadeira para você. Responda "falso" se não for muito verdadeira ou totalmente falsa.

1	Pareço estar sempre consciente das sutilezas do ambiente.	V	F
2	O humor das outras pessoas me afeta.	V	F
3	Costumo ser muito sensível à dor.	V	F
4	Em dias muito agitados, sinto necessidade de me recolher, ir para a cama, um quarto escuro ou qualquer lugar onde possa ter alguma privacidade e afastar-me do excesso de estímulos.	V	F
5	Sou particularmente sensível aos efeitos da cafeína.	V	F

6	Luzes ou cheiros fortes, tecidos ásperos ou sirenes me perturbam facilmente.	V	F
7	Tenho uma vida interior rica e complexa.	V	F
8	Sons altos demais fazem com que me sinta mal.	V	F
9	A arte e a música me emocionam profundamente.	V	F
10	Sou uma pessoa escrupulosa.	V	F
11	Eu me assusto com facilidade.	V	F
12	Sinto-me atordoado quando tenho de fazer muitas coisas em pouco tempo.	V	F
13	Quando as pessoas estão em um ambiente fisicamente desconfortável, costumo saber o que precisa serfeito para tornálo mais confortável (como trocar os assentos ou alterar a luz).	V	F
14	Se alguém me pede para fazer muitas coisas ao mesmo tempo, fico irritado.	V	F
15	Tento desesperadamente evitar erros e esquecimentos.	V	F
16	Faço questão de evitar filmes ou programas de TV violentos.	V	F
17	Sinto-me desagradavelmente exaltado quando há coisas demais acontecendo em volta de mim.	V	F

18	Muita fome me provoca fortes reações e destrói minha concentração e meu humor.	V	F
19	Mudanças em minha vida me perturbam demais.	V	F
20	Percebo e aprecio fragrâncias, sabores, sons e obras de arte suaves.	V	F
21	Organizar-me de forma a evitar situações perturbadoras tem alta prioridade em minha vida.	V	F
22	Quando preciso competir ou sou observado ao realizar uma tarefa, fico tão nervoso que meu desempenho se mostra muito abaixo do normal.	V	F
23	Quando era criança meus pais e professores me achavam sensível e tímido.	V	F

Sua pontuação

Se respondeu "verdadeiro" a doze questões ou mais, você é provavelmente uma pessoa altamente sensível.

Mas, francamente, nenhum teste psicológico é tão preciso a ponto de pautar sua vida. Se apenas uma ou duas afirmativas forem verdadeiras, mas extremamente verdadeiras, talvez classificar-se como altamente sensível seja justificável.

• • •

Este teste foi desenvolvido pela Dra. Elaine N. Aron e consta em seu livro *Pessoas Altamente Sensíveis*, Editora Sextante, 2021.

Os autores

FELIPE FRAZÃO

Nascido na região metropolitana de São Paulo e paranaense de coração, criado no interior desse maravilhoso estado do Paraná. É filho de mãe nordestina "arretada" e pai paulista de origem açoriana com pitadas de ancestralidade judia asquenazita. Apesar de lido como "branco" na sociedade brasileira, se entende como "caboclo" devido à forte influência indígena pelo lado materno da família. Considera-se mais uma derivação dessa vasta mestiçagem étnico-racial que emblema a face desse país tão diverso culturalmente. Um pai apaixonado pelas filhas, apreciador de café, fascinado por mitologias das mais variadas e fã de cultura pop. Mora longe do litoral mas adora o mar e o ambiente praiano para revigorar as energias. O ramo literário é um novo desafio nessa jornada que já ultrapassa seus 40 anos. Estudou na rede pública do ensino fundamental ao superior, graduado em administração com especialização em Direito Público, é servidor estatal com muito orgulho! Pesquisa temas sobre filosofia clássica e contemporânea, psicologia, antropologia, sociologia e ciência política.

RAMON BENEVIDES

Belo horizontino da gema, comedor de pão de queijo com a mania de falar "esse trem". Esposo da Maria Helena, pai da Júlia e do Pedro. Escorpiano de poucas palavras mas muitas ideias. Sujeito reflexivo, apreciador do silêncio e muito observador. De tanto observar da vida, guardou memórias que estão contidas nas histórias dessa obra. Vivendo um momento de plena gratidão a Deus e a todos e todas que fizeram, fazem e farão parte da minha história.

FÁBIO A. CUNHA

Cresceu no ABC, região industrial da grande São Paulo. Fez colégio técnico profissionalizante, que era promessa de um bom emprego na época. Iniciou carreira na área de tecnologia, onde trabalha até hoje e, como caminho natural, seguiu na área de exatas, se formando como engenheiro. Sempre teve interesses múltiplos e, buscando descobrir os mistérios do mundo, desde cedo se dedica ao estudo e prática da espiritualidade, tendo passado por diversas escolas esotéricas, mestres espirituais e práticas de diversas tradições. Sentia uma separação muito grande entre a espiritualidade e o mundo corporativo, mundos que pareciam ser inconciliáveis. Na sua busca, encontrou o movimento de Reinvenção das Organizações, que propõe um novo modelo de empresa e gestão do trabalho mais humanizado para uma nova consciência. Ali encontrou a resposta de como unir estes mundos e se dedicou a estudar novas metodologias e participou de diversos projetos para ampliar a conscientização dentro das empresas. Fez pós-graduação em Psicologia Organizacional e, atualmente, também se dedica a ações ligadas à neurodiversidade dentro das empresas. O tema de seu trabalho de conclusão foi "Neurodiversidade e Alta Sensibilidade - Construindo uma cultura organizacional para o florescimento das pessoas sensíveis". Casado, aprende muito com sua esposa sobre sensibilidade e as questões femininas e é pai de um menino também altamente sensível que também o ensina muito e espera que cresça em um mundo que valorize a sensibilidade masculina.

IVO VALENTE

É um dedicado profissional de 38 anos, possui carreira no funcionalismo público e também atua como terapeuta. É um homem negro, cristão, casado e sem filhos, possui instrução de pós-graduação. Além de suas atividades profissionais, é praticante de mindfulness e yoga. Admirador do futebol, Ivo gosta de acompanhar o esporte em vez de jogá-lo. Aos 34 anos, descobriu e abraçou sua sensibilidade no contexto terapêutico, o que lhe permitiu uma aceitação pessoal significativa, obtendo, assim, uma nova visão de si mesmo. A partir desse ponto, começou a nutrir dentro de si uma paixão pelo comportamento humano, que o levou a se especializar em terapia e sexologia clínica. Como terapeuta utiliza seu conhecimento e sua experiência para ajudar outros a compreender e melhorar suas vidas.

THIAGO DOS SANTOS

Sou Thiago dos Santos, 32 anos, casado, atualmente funcionário público, com formação na área técnica. Sou negro, de pai e mãe negros, e venho de origem humilde. Apesar da origem simples, desde cedo desenvolvi uma paixão pelo cinema e pela leitura. Sou uma pessoa, calma, introvertida, de fala mansa (até demais), me sinto feliz quando posso ajudar as pessoas ao meu redor, e odeio ser enganado. Sou capaz de sacrificar a minha vida pelas pessoas que amo, e faço o que posso para ser um amigo leal. Gosto de aprender coisas novas todos os dias, principalmente na área de línguas e psicologia. Adoro cachorros, são os meus animais de estimação favoritos.

PEDRO CAETANO

É português, tem 50 anos e nasceu no Barreiro, mas vive em Aveiro desde os 4 anos de idade. Casou-se aos 35 anos, mas acabou por se divorciar ao fim de 9 anos, do qual não teve filhos. Estudou Eletrônica até ao ensino Secundário, profissão que nunca exerceu por dizer que não era a sua área. Acabando por fazer quase toda a sua carreira na área da mecânica. Começou a sua vida profissional como analista numa empresa de cerâmica, mas aos 30 anos resolveu mudar de área deixando de trabalhar para estudar Mecatrônica. Após o curso, iniciou a sua nova carreira profissional como projetista de moldes para injeção de plástico, função que desempenho durante 17 anos. Nos últimos 3 anos desempenha a função de gestor de projeto na mesma área.

O que mais gosta de fazer no seu tempo livre, ao fim de semana, é caminhar na montanha, sítio que o faz recarregar as baterias para a semana. Durante a semana normalmente gasta o seu tempo livre em conversas com os amigos, a ler e ouvir música. Ouvir música para ele é a forma mais agradável de estar a explorar o seu mundo interior e relaxar. Crente e praticante, dedica parte do seu tempo livre a atividades na sua igreja.

Para saber mais

Para quem quiser se aprofundar mais no assunto e/ou acompanhar outros textos e postagens sobre sensibilidade masculina, recomendamos nosso **Blog**

https://haltamentesensiveis.wordpress.com/

e nossa página no **Instagram**

https://www.instagram.com/h.altamentesensiveis/

Livros

- *Use a sensibilidade a seu favor* – Elaine N. Aron
- *Sensível* – Jenn Granneman e Andre Solo
- *A força de ser altamente sensível* – Meritxell Garcia Roig

Sites

- Ame Sua Snsibilidade - Rosalira dos Santos
https://amesuasensibilidade.com.br/

- Pessoas Altamente Sensíveis – Sofia Loureiro
https://sofialoureiro.com/

Youtube
- Canal Ame Sua Sensibilidade
https://www.youtube.com/@amesuasensibilidade

Filmes e Documentários
- *Sensitive - The Untold Story*
Primeiro documentários sobre o traço da Alta Sensibilidade
https://sensitivethemovie.com/

- *Sensitive and in love*
O filme conta a história de Rob e Jessica, irmãos PAS, e sua jornada rumo à autoaceitação e ao perdão
https://sensitiveandinlove.vhx.tv/

- *Sensitive Lovers*
Documentário sobre Pessoas Altamente Sensíveis e Relacionamentos
https://sensitivelovers.vhx.tv/

- *Sensitive Men Rising*
Série de 3 documentários sobre Homens Altamente Sensíveis
https://sensitivemenrising.org/

CONHEÇA TAMBÉM

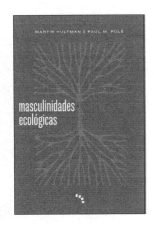

Masculinidades Ecológicas
MARTIN HULTMAN E PAUL M. PULÉ

Este livro demonstra que as masculinidades "provedoras" têm um custo terrível para o planeta vivo e as masculinidades ecomodernas também falharam conosco, incluindo com os homens. Nele é apresentado um terceiro caminho para expressão das masculinidades, com foco relacional, que os autores chamam de masculinidades ecológicas. Eles exploram maneiras pelas quais as masculinidades podem defender e incorporar um cuidado mais amplo e mais profundo com o planeta e com todos os seres.

As Masculinidades Ecológicas trabalham com a sabedoria de quatro correntes principais de influência: política das masculinidades, ecologia profunda, ecofeminismo e teoria do cuidado.

Formato 15x23cm – 344 páginas

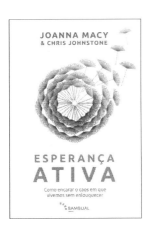

Esperança Ativa
JOANNA MACY E CHRIS JOHNSTONE

No coração desse livro está a ideia de que Esperança Ativa é algo que nós fazemos ao invés de algo que nós temos. É ter clareza sobre o que nós temos esperança que aconteça, então desempenharmos nosso papel no processo de fazer isso acontecer.
Quando nossas respostas são guiadas pela intenção de agir pela cura de nosso mundo, a confusão em que estamos não apenas se torna mais fácil de encarar, nossas vidas também se tornam mais significativas e satisfatórias.

Formato 15x23cm – 248 páginas – com gráficos e ilustrações

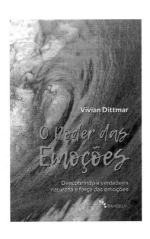

O Poder das Emoções
VIVIAN DITTMAR

O que são as emoções? Qual a finalidade delas? Estas questões escapam à nossa compreensão com frequência.

Com vocabulário claro e direto, este livro nos guia pelo fascinante mundo das emoções: raiva, medo, alegria, tristeza e vergonha. Cada uma delas cumpre uma importante função em nossas vidas.

Cada emoção é uma FORÇA que podemos ativar sempre que acharmos oportuno e este livro nos guia para este encontro.

Formato 15x23cm – 204 páginas

www.bambualeditora.com.br

CONHEÇA TAMBÉM

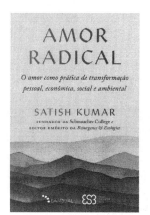

Amor Radical
SATISH KUMAR

Publicação em parceria com Escola Schumacher Brasil

O Amor é muito mais do que um sentimento: é uma escolha.

Em seu livro *Amor Radical*, Satish Kumar demonstra que a narrativa ingênua e romântica, muitas vezes vinculada ao Amor, está distante do que acontece quando essa escolha é feita como um conceito político, principalmente quando é realizada com clareza, propósito e organização.

Com pequenas histórias e inúmeros exemplos reais, o autor nos indica os passos possíveis e necessários que a humanidade precisa dar em direção do Amor como prática de transformação pessoal, econômica, social e ambiental.

Formato 15x23cm – 168 páginas

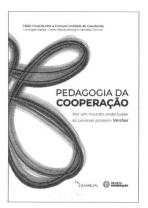

Pedagogia da Cooperação
FABIO BROTTO, CARLA ALBUQUERQUE E DANIELLA DOLME (ORG.)

A Pedagogia da Cooperação cria ambientes de conexão e promove relacionamentos colaborativos para solucionar problemas, transformar conflitos, alcançar metas e realizar objetivos, aliando produtividade e felicidade, em empresas, escolas, governos, ONGs, comunidades, em todos os lugares.

Este livro reúne textos de 27 especialistas e apresenta a abordagem completa da Pedagogia da Cooperação, desenvolvida há mais de 20 anos no Projeto Cooperação, recheada de experiências e seu enlace com diversas metodologias colaborativas.

Formato 17x24cm – 480 páginas – com gráficos e ilustrações

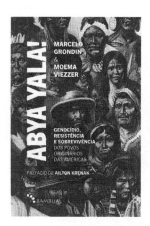

Abya Yala! Genocídio, Resistência e Sobrevivência dos Povos Originários
MOEMA VIEZZER E MARCELO GRONDIN

Neste livro os autores realizam um grande inventário da resistência e sobrevivência dos povos ancestrais das Américas, com base em pesquisadores de diferentes épocas e culturas.

Os autores escolheram 5 regiões do continente americano para descreverem como os Povos Originários resistiram e sobreviveram nos últimos 500 anos – Ilhas do Mar Caribe, México, Andes Centrais, Brasil e Estados Unidos.

Formato 15x23cm – 232 páginas

www.bambualeditora.com.br